# 活化前額葉
# 工具就是「折紙」

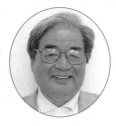

日本福祉大學教授

京都大學名譽教授　久保田 競

醫學博士。1932年出生於大阪。1973年於京都大學擔任靈長類研究所教授、1982年於同研究所任職所長。1996年至今在職。1974年發現了大腦維持短期記憶的機制；1977年發現大腦的前運動區是全身的運動調節中樞，爾後還發表了顳葉端（temporal pole）為關係到圖像認知及記憶的高級視覺中樞等相關研究，以大腦整合皮質研究領域的第一人聞名。

你是否有在復健科醫院或安養中心等機構看過患者在折紙呢？許多人可能會認為患者們是在打發時間，但其實這個行動是有醫學意義的。**運用指尖的折紙，是對大腦相當有效的訓練。**

在腦研究的領域中，1990年代前半開始有了fMRI技術（功能性磁振造影，functional magnetic resonance imaging，可讀取大腦作用時造成的磁場變化）藉此技術，從前無法理解的大腦運作機制，可以簡單地以視覺方式呈現出來。透過這項技術，我們了

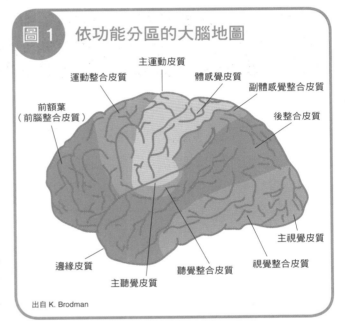

圖1　依功能分區的大腦地圖

主運動皮質
體感覺皮質
運動整合皮質
副體感覺整合皮質
前額葉（前腦整合皮質）
後整合皮質
主視覺皮質
視覺整合皮質
邊緣皮質
聽覺整合皮質
主聽覺皮質

出自 K. Brodman

解到大腦不同的部位司掌了不同的功能。**圖1**大略指出了大腦各個部份的功能。

隨著研究逐步進展，我們也明白了腦的哪個部份掌握了最重要的機能。換言之，我們找到了負責「迅速推測事物，並做出判斷」這項核心功能的部位，也就是我們稱之為「前額葉（prefrontal cortex）」的大腦前端部份。這個區域受損的人，就無法順利地推測並判斷事物了。人類遠比其他動物聰明，也是因為這個區域較其他動物大的緣故。

**因此，若想要活化大腦的機能，鍛鍊前額葉是最好的辦法。**那麼，該怎麼做才能夠鍛鍊前額葉呢？

關於這點，讓我來介紹一下2002年東京大學的坂井克之團隊發表的有趣實驗吧！

圖 2　依照條件活動指尖時，大腦的哪個部份會有反應？

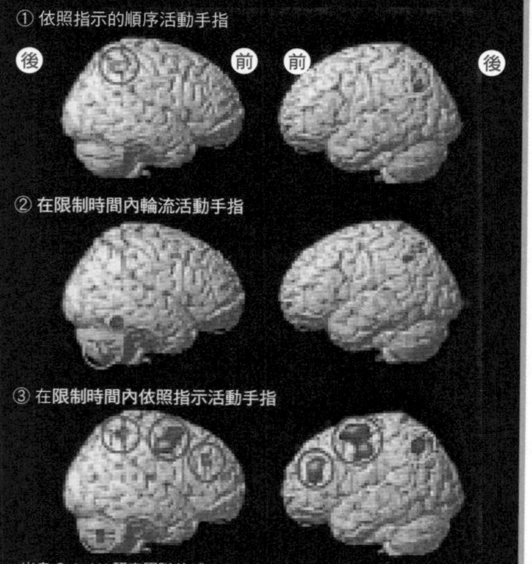

① 依照指示的順序活動手指

② 在限制時間內輪流活動手指

③ 在限制時間內依照指示活動手指

出自 Sakai,K 研究團隊的《Learning of sequences of finger movements and timing : frontal lobe and action-oriented representation》J.Neurophysiol 88:2035-2046.2002

坂井的研究團隊運用了fMRI，觀察在以下情況中大腦的哪個部份會做出反應：①依照指示的順序活動手指；②在限制時間內輪流活動手指；③綜合單純的①與②來活動手指。

請看**圖2**，在①依照指示活動手指時，如左圖，頭頂整合皮質有強烈的反應。在②在限制時間內輪流活動手指的情況下，小腦有強烈的反應。而在③在限制時間內依照指示活動手指時，頭頂與前腦的整合皮質以及小腦，都有了強烈的反應。沒錯，就是前面說明到大腦最重要的部份，有劇烈地活動。

**也就是說，只要進行「在一定時間內，按照指示的順序運動手指」這個行為，就能好好運動到大腦的前額葉。**而折紙正屬於這樣的行動。因此在復健科或安養機構，讓患者折紙，就是立基於這樣的理由。

本書不單純是折紙的教學書。為了更有效地鍛練大腦，所以採用了挑戰題的形式設計。透過觀察完成圖，想像過程步驟，再於限制時間之內按照順序折出成果。這樣的行動必須先想定計劃，一邊思考一邊執行，需要大量運用到腦部。此外，若能在限制時間內完成，也可以讓手指更加靈巧。

**圖3**是關於訂立計畫，並一面思考一面執行時大腦活動的相關實驗，從這裡我們可以看到前額葉發揮了許多作用。

**對於「想要鍛鍊大腦，活化腦細胞」的人來說，折紙正是最好的方法。**

圖 3　訂立計畫，並實際執行時大腦的反應

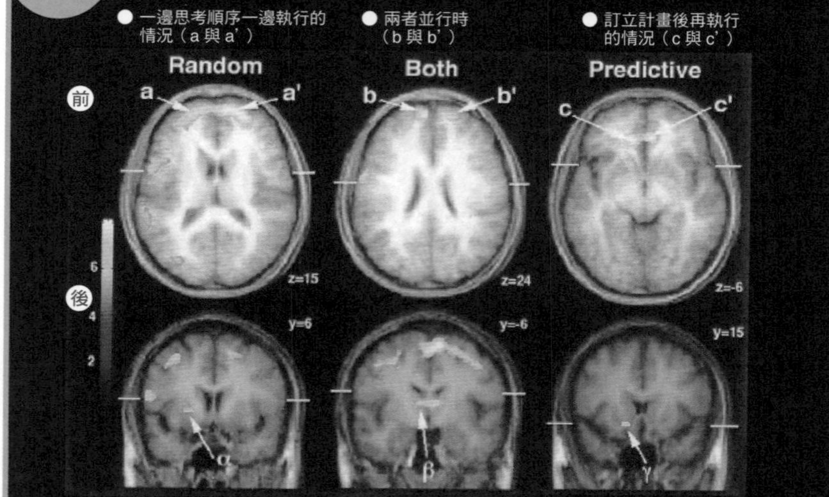

● 一邊思考順序一邊執行的情況（a與a'）　　● 兩者並行時（b與b'）　　● 訂立計畫後再執行的情況（c與c'）

Random　　Both　　Predictive

前

後

z=15　　z=24　　z=-6

y=6　　y=-6　　y=15

α　　β　　γ

出自 Koechlin,E 的研究團隊《Dissociating the role of the medial and lateral anterior prefrontal cortex in human planning》PNAS,2000,97;7651-7656

| | | |
|---|---|---|
| - - - - - - - - - | **折谷線**<br><br>(將線的兩側往上折，從側面看像山谷一樣。線在內側的最低處) | |
| - - - - - - - - - | **折山線**<br><br>(將線的兩側往下折，從側面看像山峰一樣。線在外側的最高處) | |
| ———————— | **先折過再打開，壓出折痕** | |
| - - - - 向外翻折<br><br>- - - - 向外翻折 | **向外翻折** | |
| - - - - 向內翻折<br><br>- - - - 向內翻折 | **向內翻折** | |

| | 用剪刀剪下 | |
|---|---|---|
| 剪下 | | |

| ★ | 將兩個★記號重疊 | |
|---|---|---|

| 折出段差 | 折出段差 | |
|---|---|---|

| 只折前方 | 重疊的兩張中，只折前方這張 | |
|---|---|---|
| 只折前方 | | |

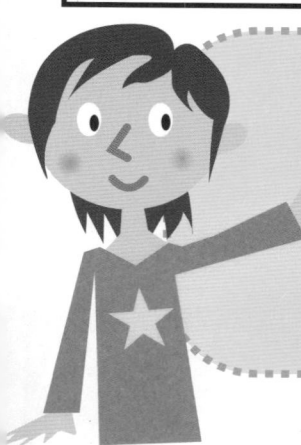

記住折法後，
就讓我們快快進行
下一頁開始的折紙挑戰題吧！

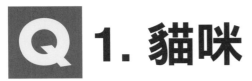

# 1. 貓咪

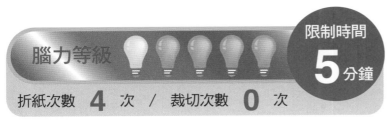

腦力等級

限制時間
**5**分鐘

折紙次數 **4** 次 / 裁切次數 **0** 次

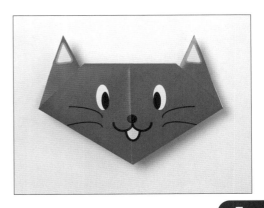

✂ 從這裡將色紙剪下來。

解答與折法在第52頁。

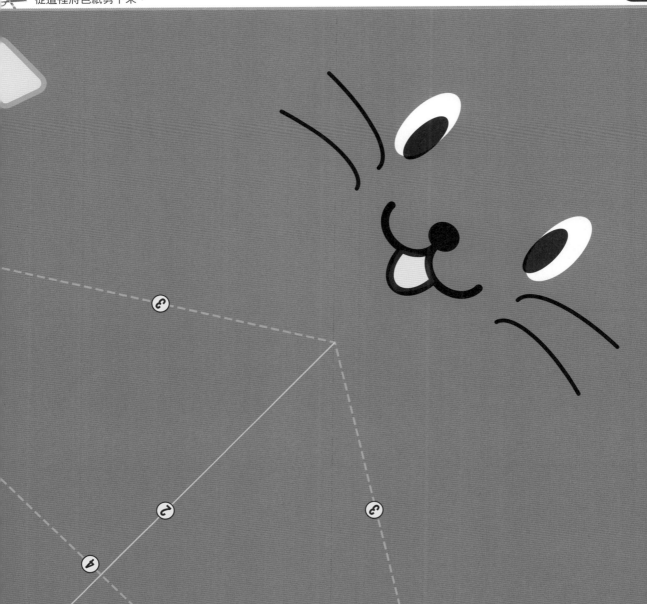

9

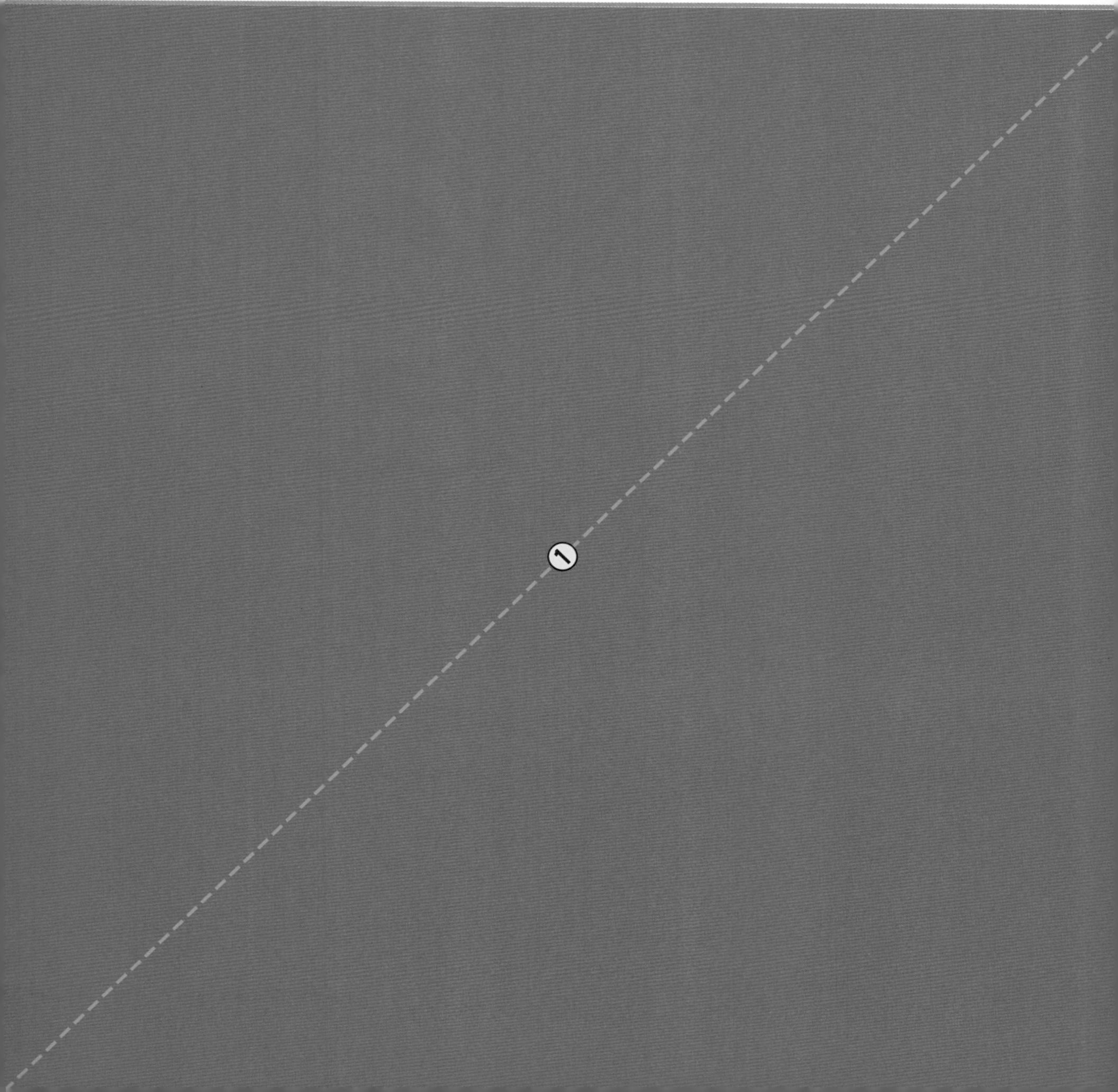

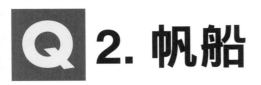

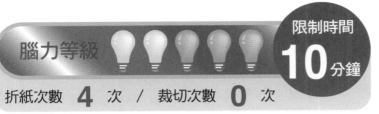

腦力等級 　　　　　　　限制時間
**10** 分鐘

折紙次數 **4** 次 / 裁切次數 **0** 次

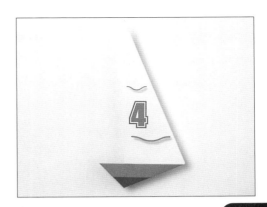

解答與折法在第53頁。

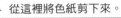

✂ 從這裡將色紙剪下來。

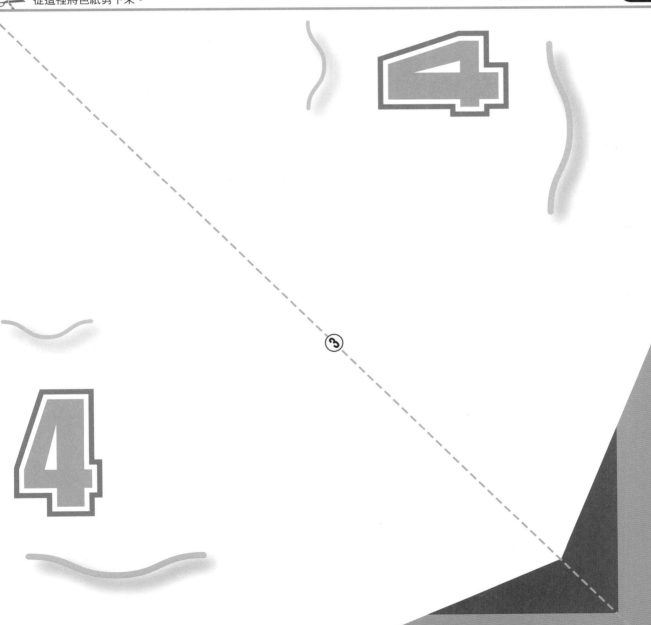

③

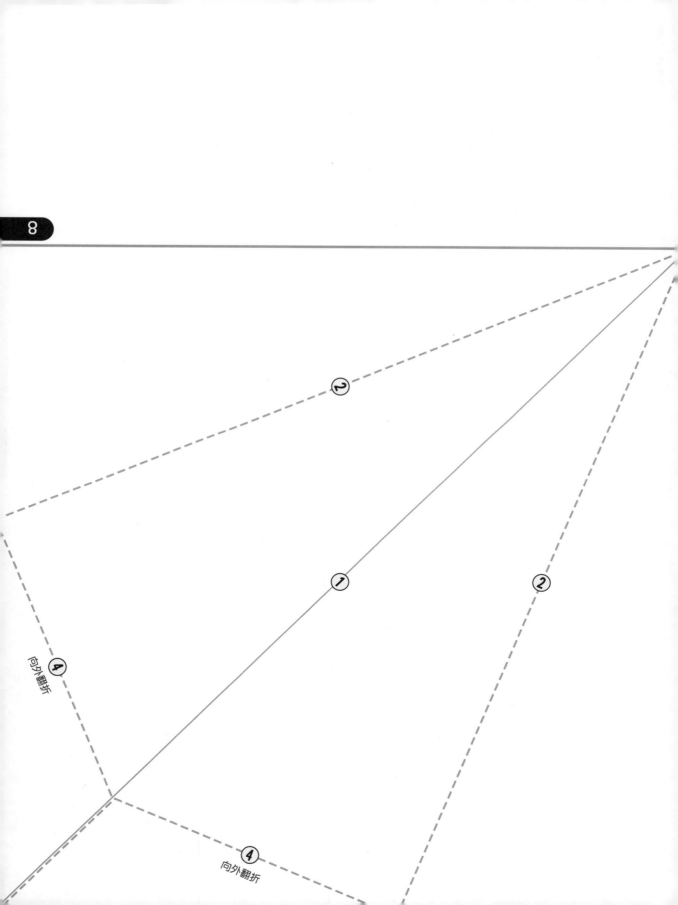

② ① ②

④ 向外翻折

④ 向外翻折

# Q 3. 房屋

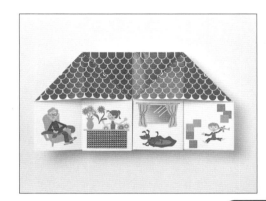

腦力等級 💡💡💡💡💡

限制時間 **10** 分鐘

折紙次數 **5** 次 / 裁切次數 **0** 次

✂ 從這裡將色紙剪下來。

解答與折法在第54頁。

**9**

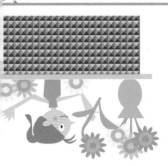

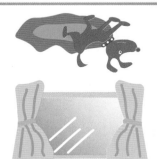

① ----

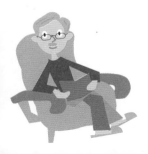

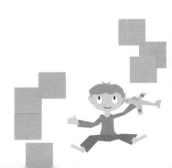

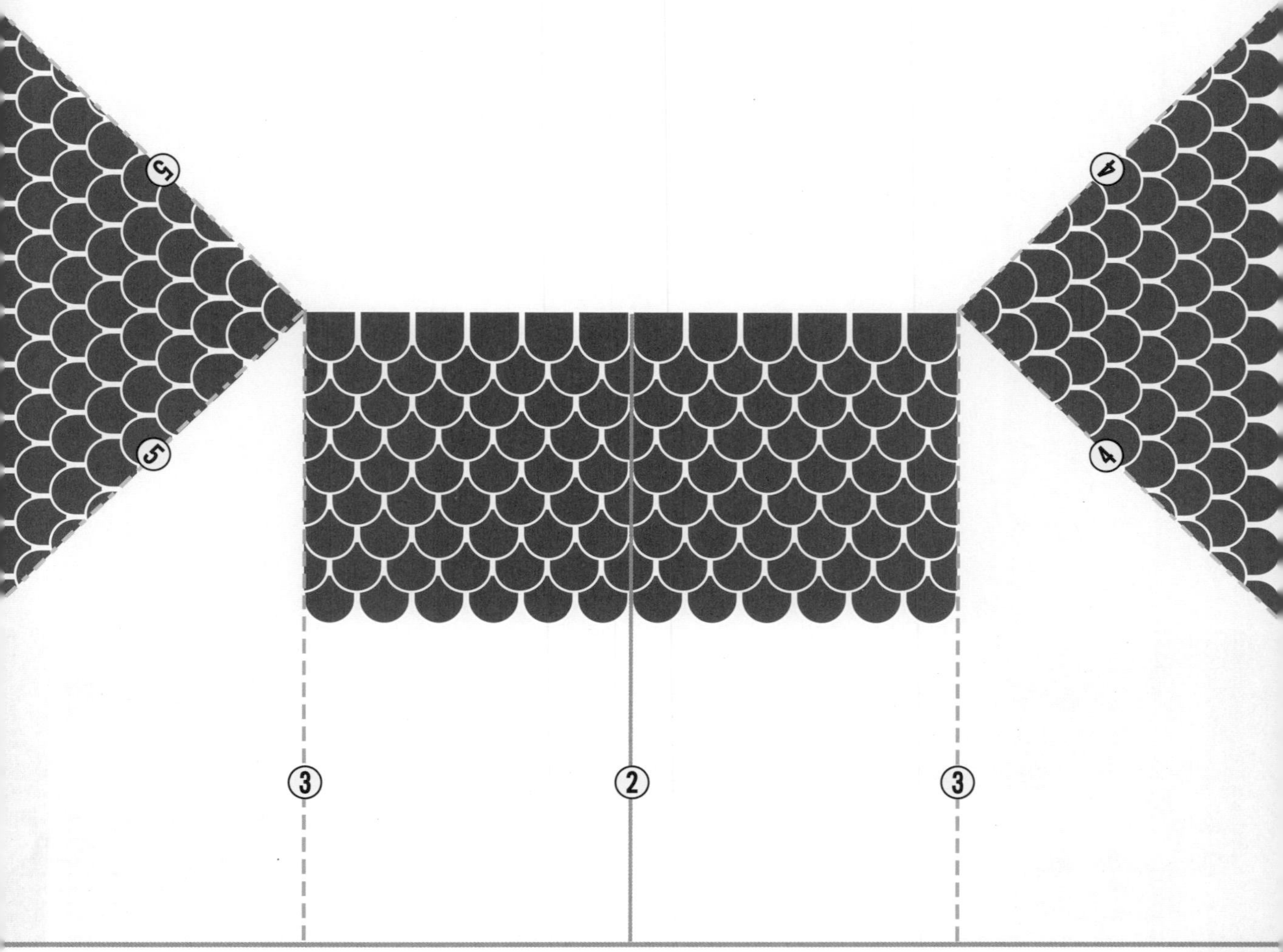
5
5
3
2
3
4
4

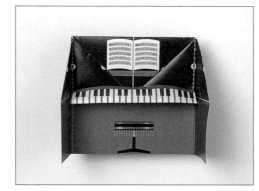

# Q 4. 平台鋼琴

腦力等級

限制時間 **15** 分鐘

折紙次數 **8** 次 / 裁切次數 **0** 次

從這裡將色紙剪下來。

解答與折法在第55頁。

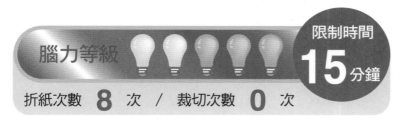

⑨ ⑨

⑦ ⑦

①

⑧ ⑧

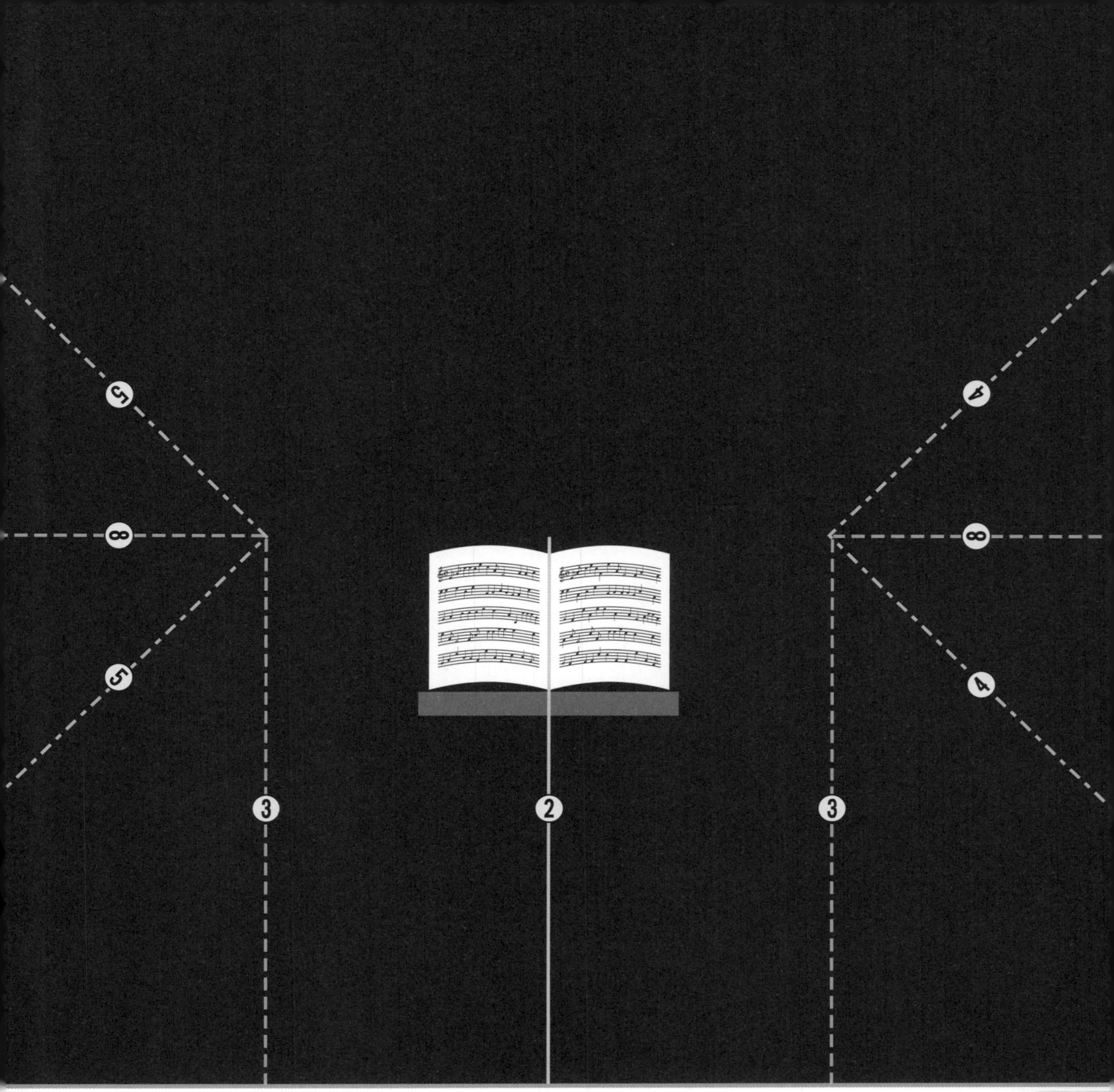
5
4
8
8
5
4
3
2
3

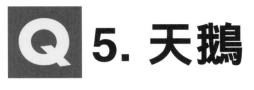

# 5. 天鵝

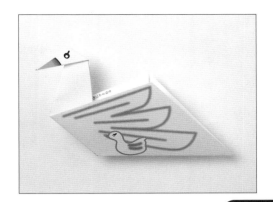

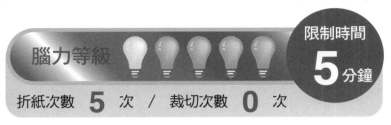

腦力等級

限制時間
**5**分鐘

折紙次數 **5** 次 / 裁切次數 **0** 次

從這裡將色紙剪下來。

解答與折法在第56頁。

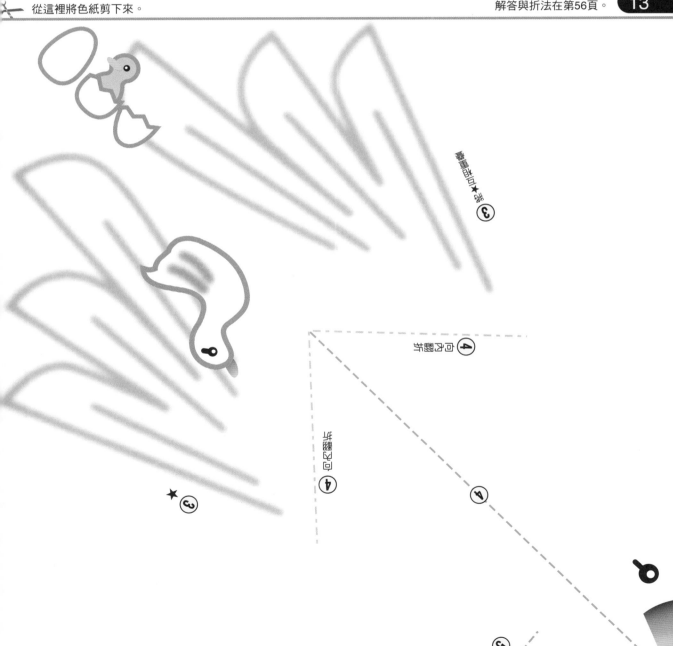

③ 往★記號相對折

④ 向內翻折

④ 向內翻折

③ ★

④

⑤

①

②

②

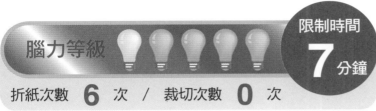

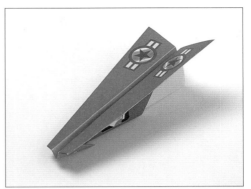

腦力等級

限制時間
**7** 分鐘

折紙次數 **6** 次 / 裁切次數 **0** 次

✂ 從這裡將色紙剪下來。

解答與折法在第57頁。

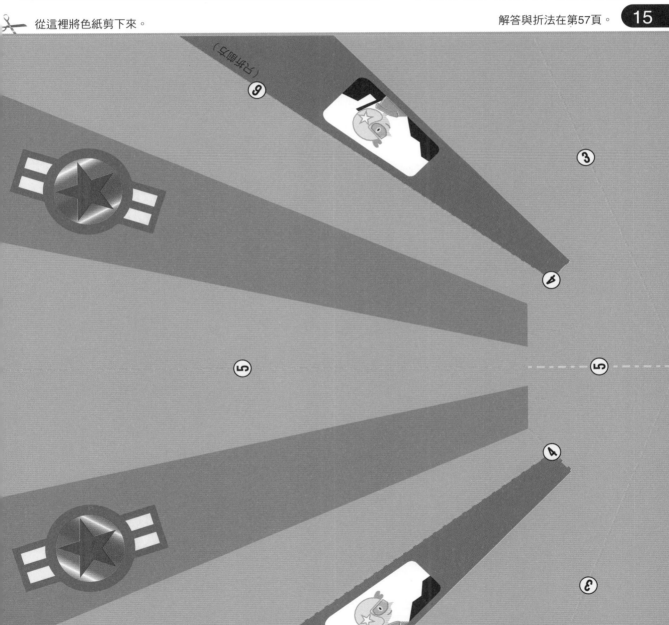

# 7. 兔子

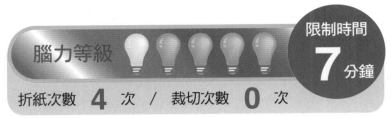

腦力等級

限制時間
**7**分鐘

折紙次數 **4** 次 / 裁切次數 **0** 次

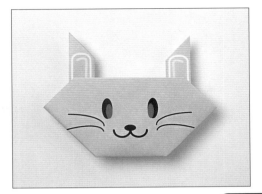

✂ 從這裡將色紙剪下來。

解答與折法在第58頁。

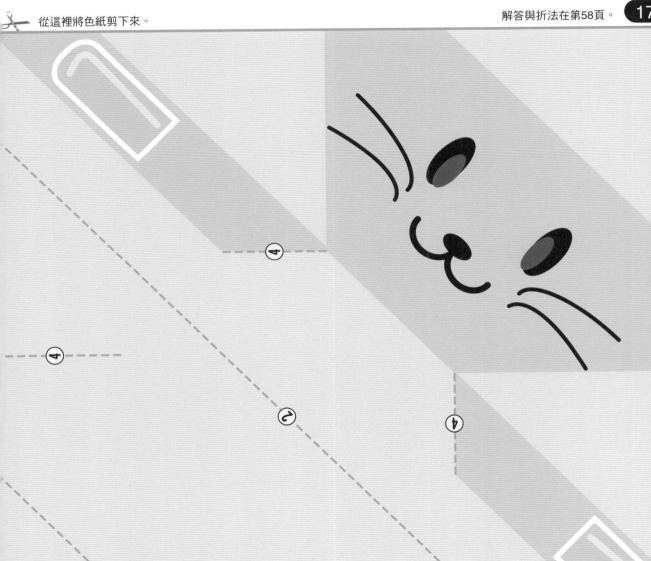

①

# 8. 惡鬼面具

腦力等級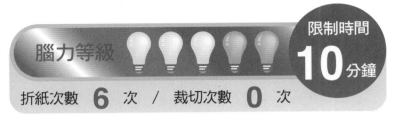

限制時間 **10**分鐘

折紙次數 **6** 次 / 裁切次數 **0** 次

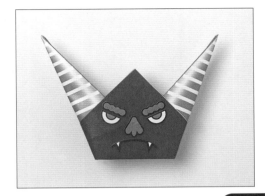

從這裡將色紙剪下來。

解答與折法在第59頁。

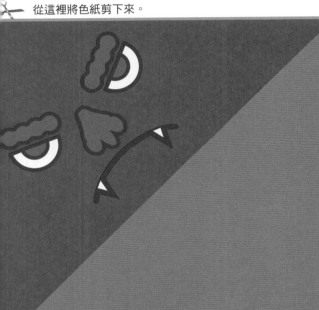

① 

⑥

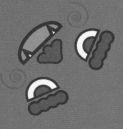

⑨

⑨

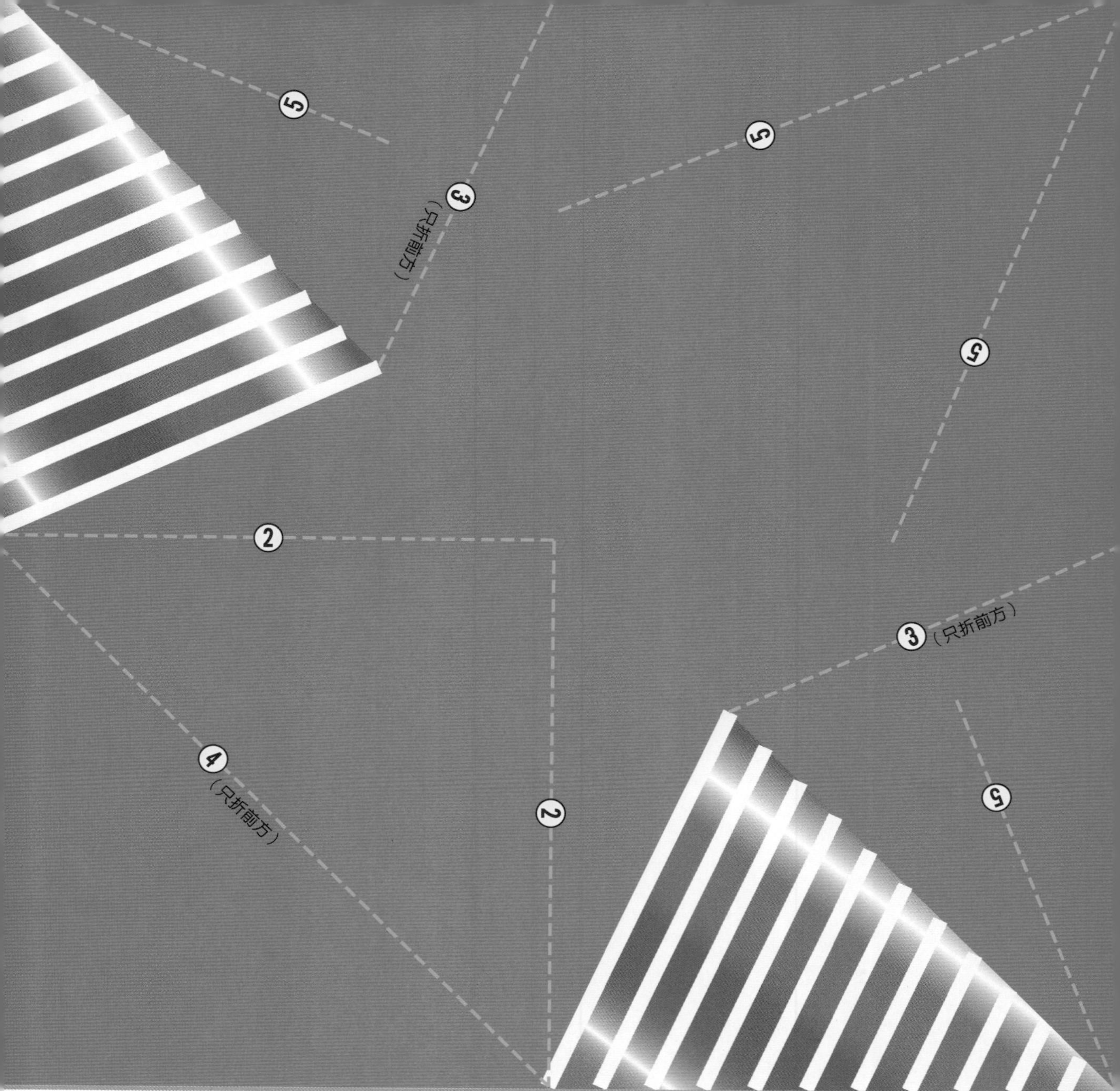

⑤

②

④（只折前方）

③（只折前方）

②

⑤

③（只折前方）

⑤

⑤

# 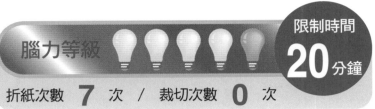 Q 9. 大象

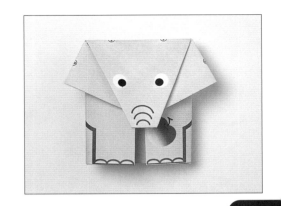

腦力等級 💡💡💡💡💡　限制時間 **20**分鐘

折紙次數 **7** 次 / 裁切次數 **0** 次

✂ 從這裡將色紙剪下來。

解答與折法在第60頁。

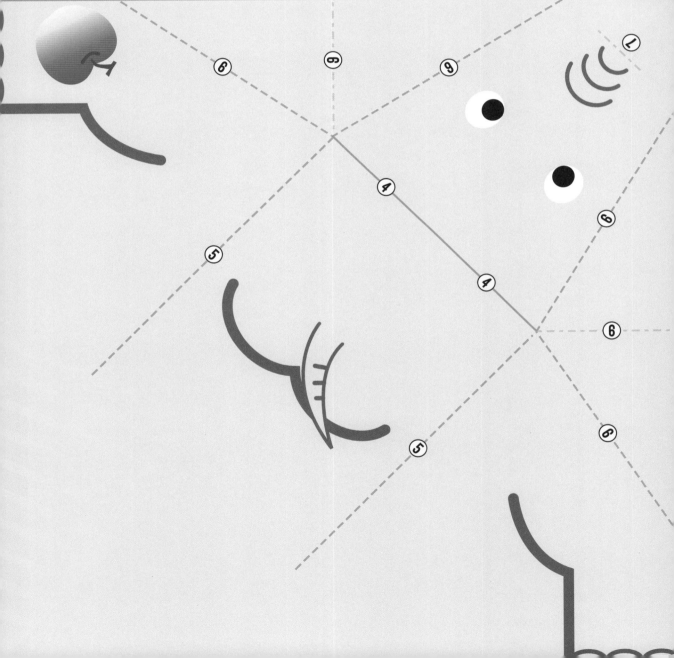

① ② ③ ⑥

※折進大象的腳後方

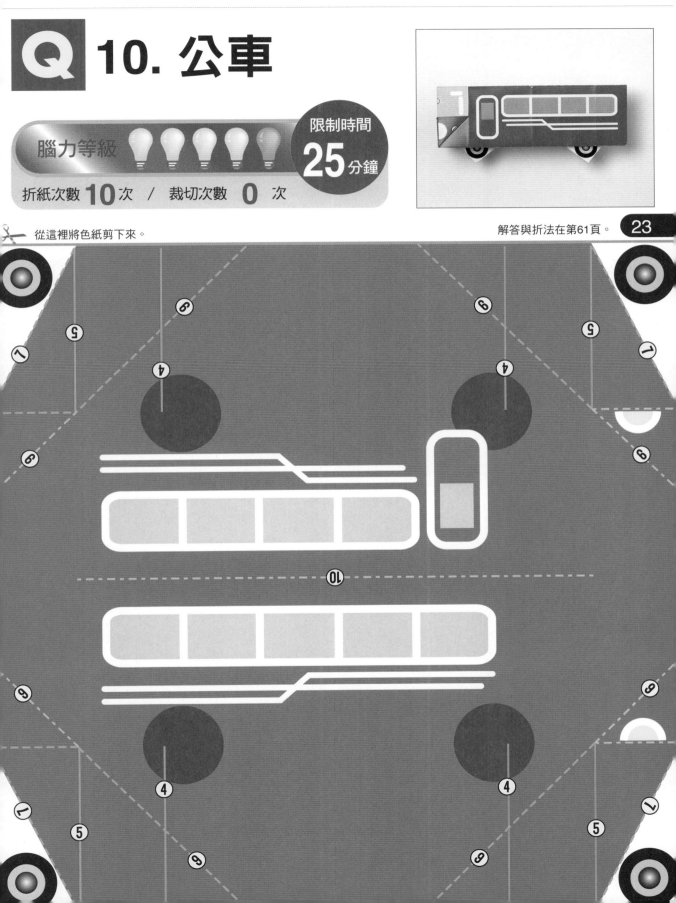

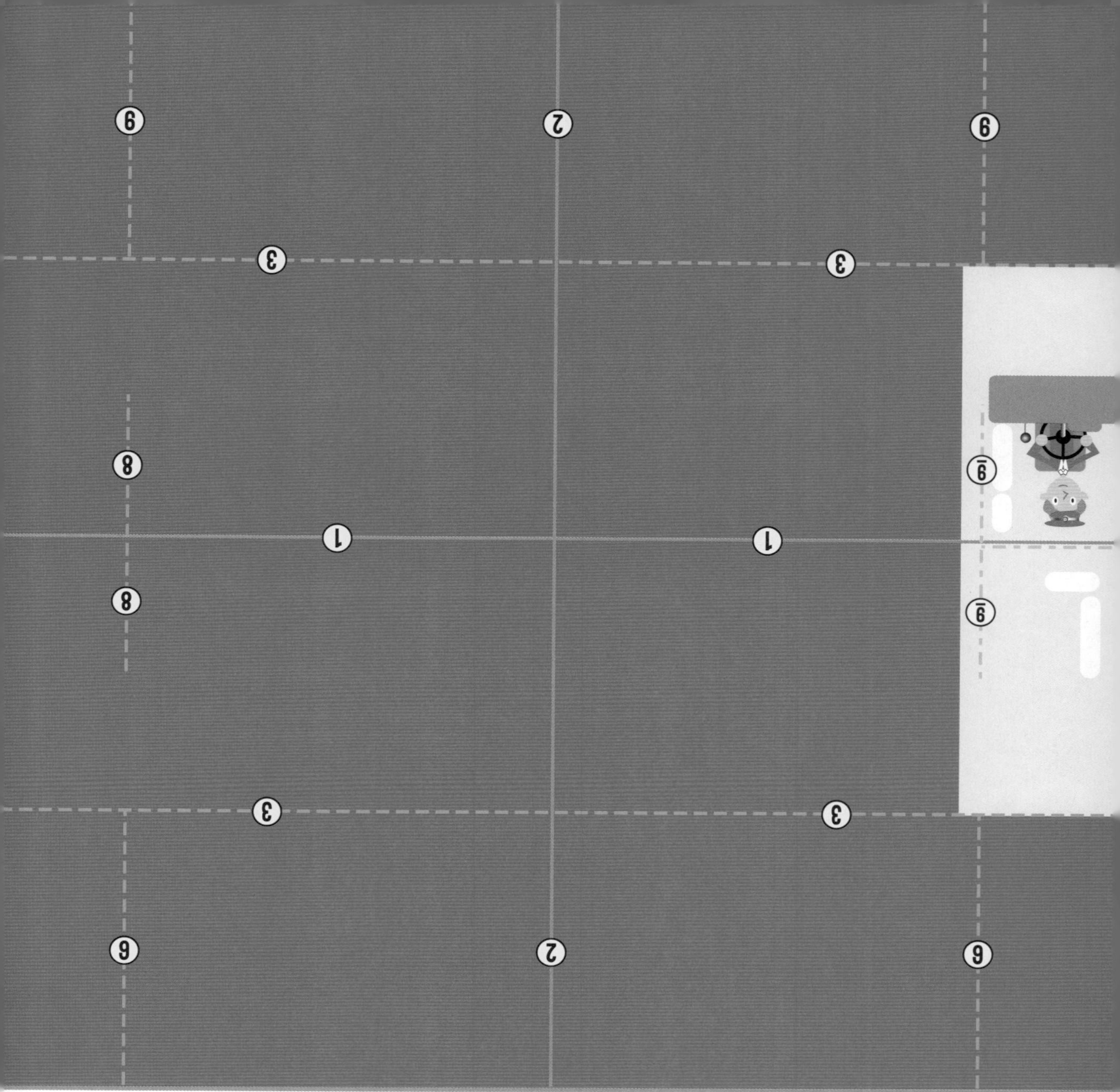

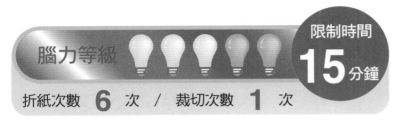

# Q 11. 牽牛花

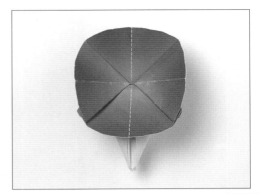

腦力等級 💡💡💡💡💡

限制時間 **15**分鐘

折紙次數 **6** 次 / 裁切次數 **1** 次

解答與折法在第62頁。

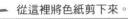 從這裡將色紙剪下來。

①

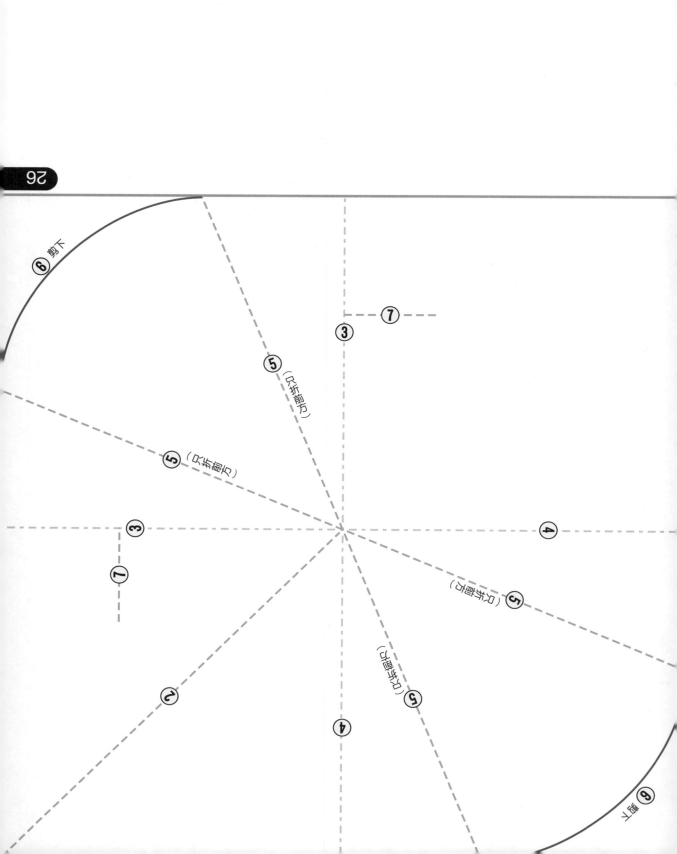

⑥ 剪下

⑦

③

⑤（只折前方）

⑤（只折後方）

③

⑦

④

⑤（只折後方）

②

⑤（只折前方）

④

⑥ 剪下

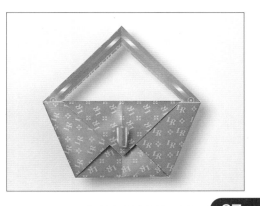

從這裡將色紙剪下來。

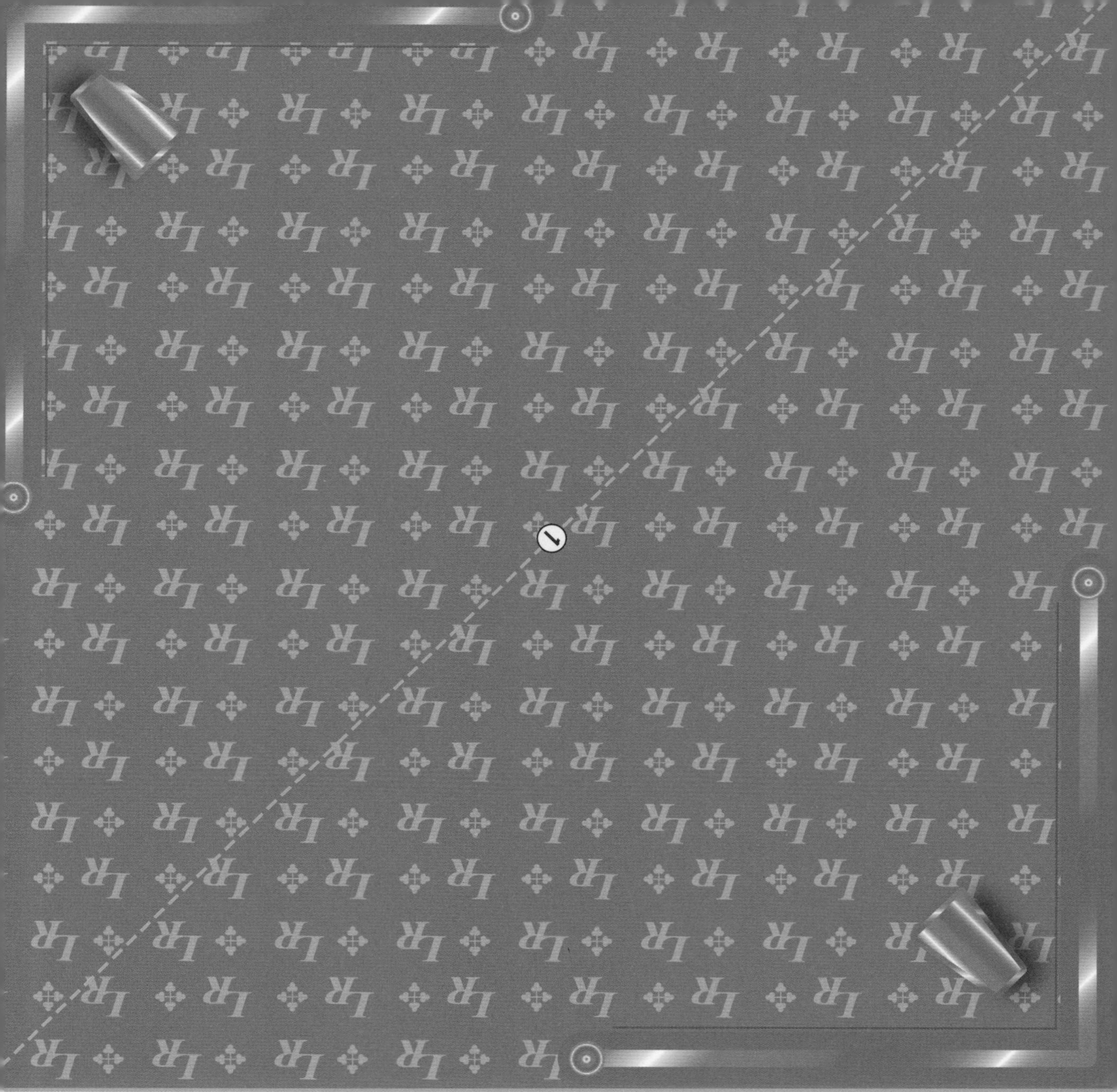

腦力等級 💡💡💡💡💡

限制時間
**15** 分鐘

折紙次數 **7** 次 / 裁切次數 **0** 次

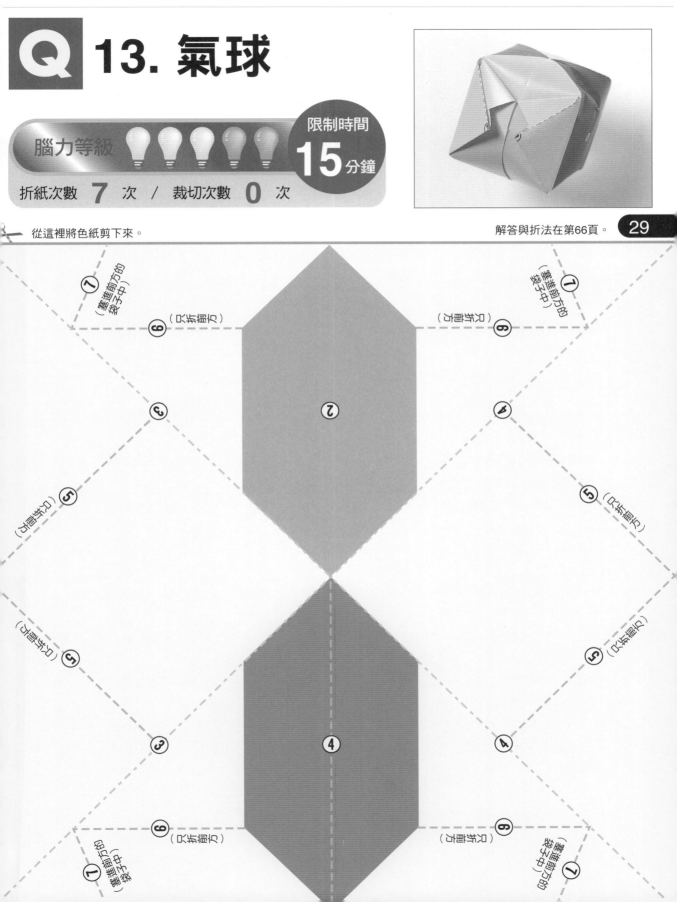

⑦（塞進前方的袋子中）

⑥（只折前方）

①（塞進前方的袋子中）

⑥（只折前方）

③

②

④

⑤（只折前方）

⑤（只折前方）

⑤（只折前方）

⑤（只折前方）

③

④

④

⑥（只折前方）

⑥（只折前方）

⑦（塞進前方的袋子中）

⑦（塞進前方的袋子中）

①

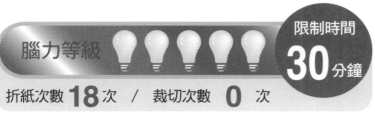

腦力等級

限制時間
**30**分鐘

折紙次數 **18**次 / 裁切次數 **0** 次

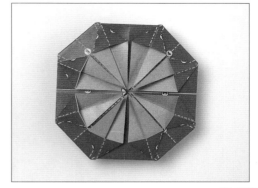

✂ 從這裡將色紙剪下來。

解答與折法在第68頁。

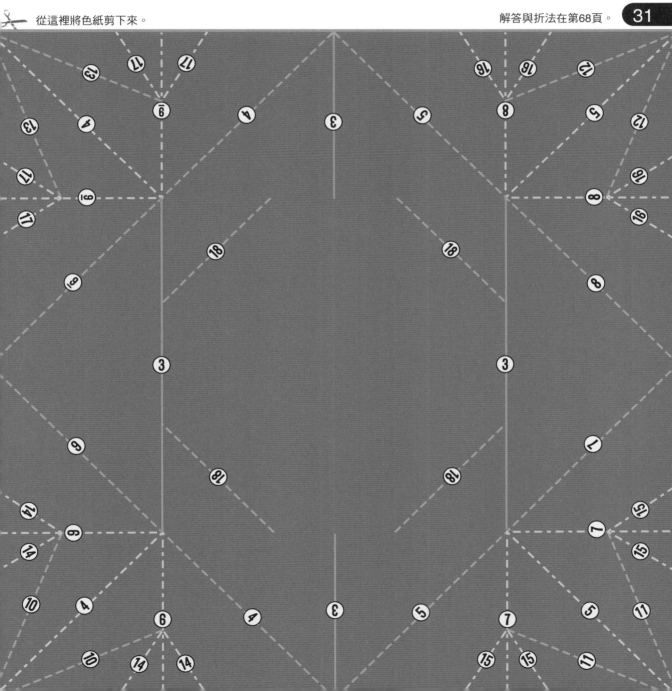

①

②

②

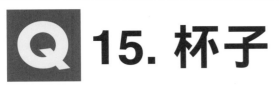

# Q 15. 杯子

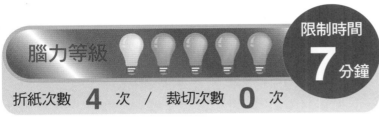

腦力等級

限制時間 **7** 分鐘

折紙次數 **4** 次 / 裁切次數 **0** 次

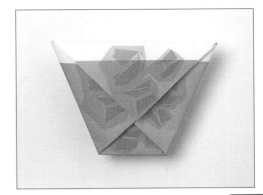

✂ 從這裡將色紙剪下來。

解答與折法在第70頁。

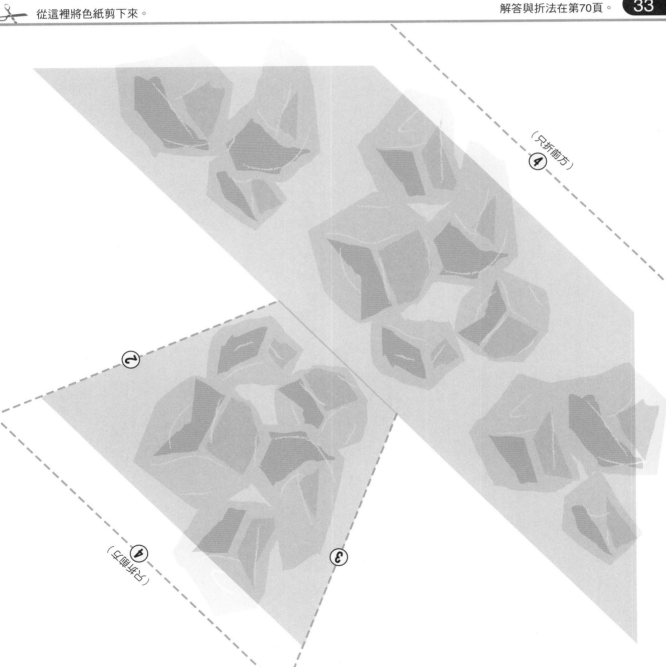

（只折前方）④

②

（只折前方）④

③

①

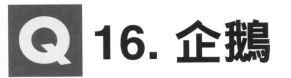

# 16. 企鵝

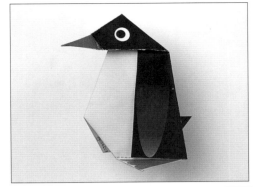

從這裡將色紙剪下來。

解答與折法在第71頁。

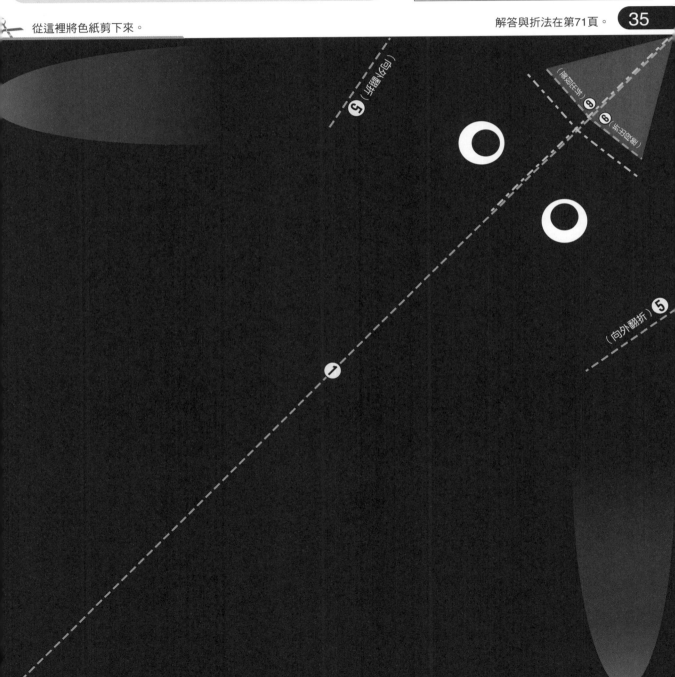

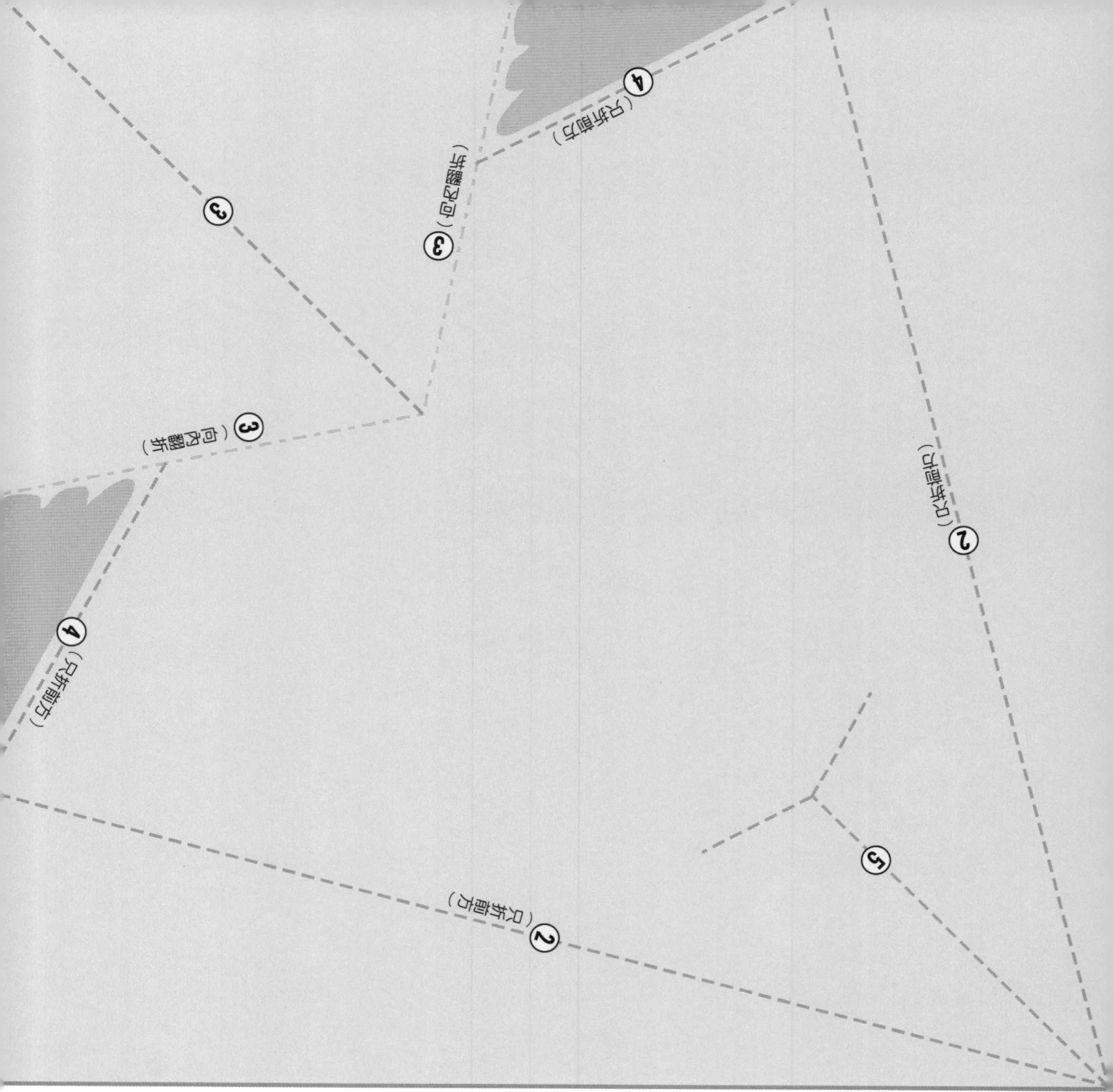

②（只折前方）

⑤

④（只折前方）

③（向內翻折）

②（只折前方）

③（向內翻折）

③

④（只折前方）

# Q 17. 連體船

腦力等級 💡💡💡💡💡

限制時間 **15** 分鐘

折紙次數 **6** 次 / 裁切次數 **0** 次

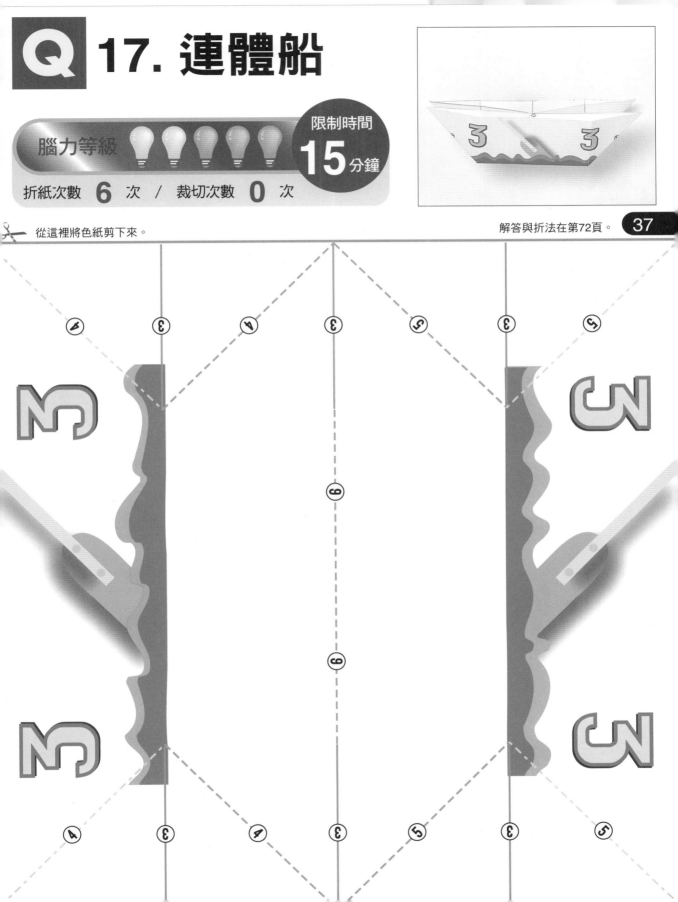

從這裡將色紙剪下來。

解答與折法在第72頁。

②

①

②

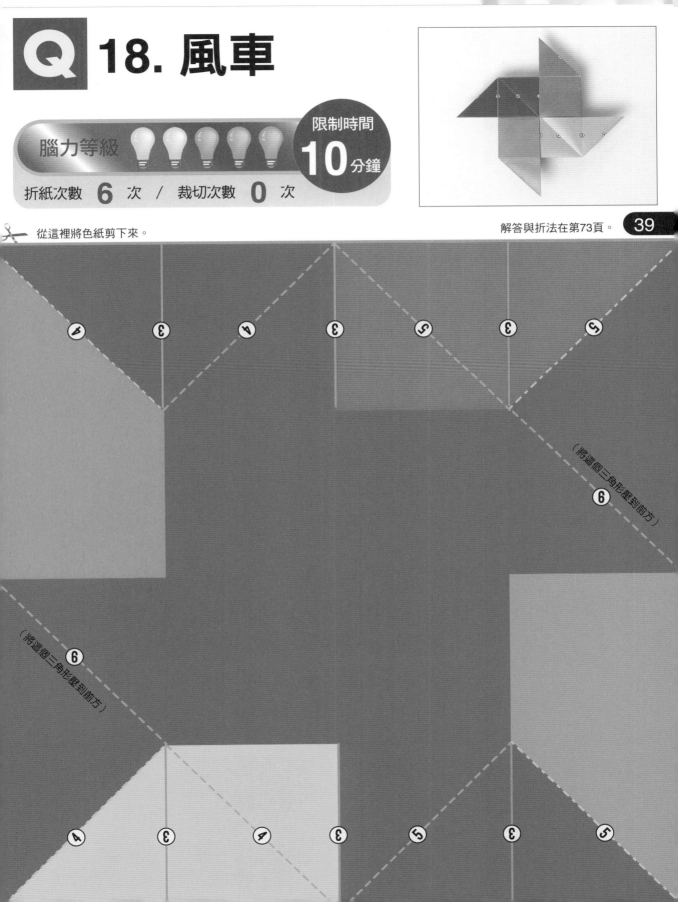

腦力等級

限制時間
**10**分鐘

折紙次數 **6** 次 / 裁切次數 **0** 次

從這裡將色紙剪下來。　　　　　　　　　　　　解答與折法在第73頁。

（將這個三角形壓到前方）⑥

（將這個三角形壓到前方）⑥

② ------------------------------------------------------------------

① ————————————————————————————————————————

② ------------------------------------------------------------------

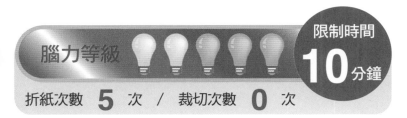

# Q 19. 皮夾

腦力等級 💡💡💡💡💡

限制時間 **10**分鐘

折紙次數 **5** 次 / 裁切次數 **0** 次

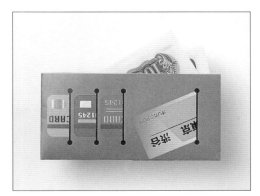

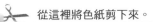 從這裡將色紙剪下來。

解答與折法在第74頁。

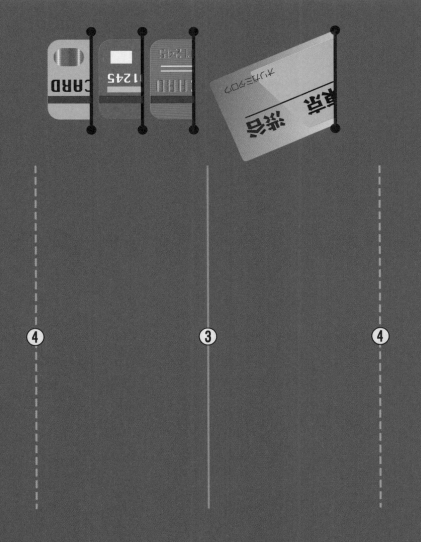

②

⑤ ① ⑤

②

# Q 20. 蚱蜢

腦力等級  限制時間 **10**分鐘

折紙次數 **5** 次 / 裁切次數 **0** 次

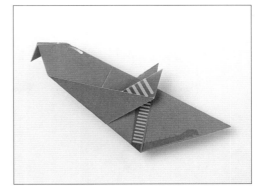

✂ 從這裡將色紙剪下來。

解答與折法在第75頁。 **43**

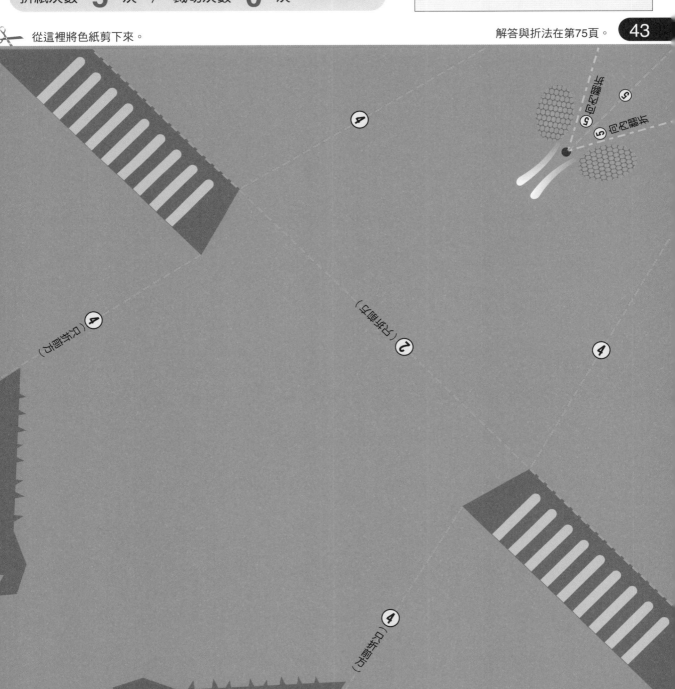

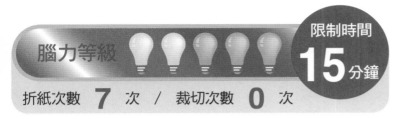

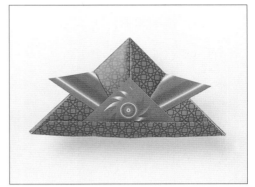

腦力等級

限制時間

**15** 分鐘

折紙次數 **7** 次 / 裁切次數 **0** 次

從這裡將色紙剪下來。

解答與折法在第76頁。

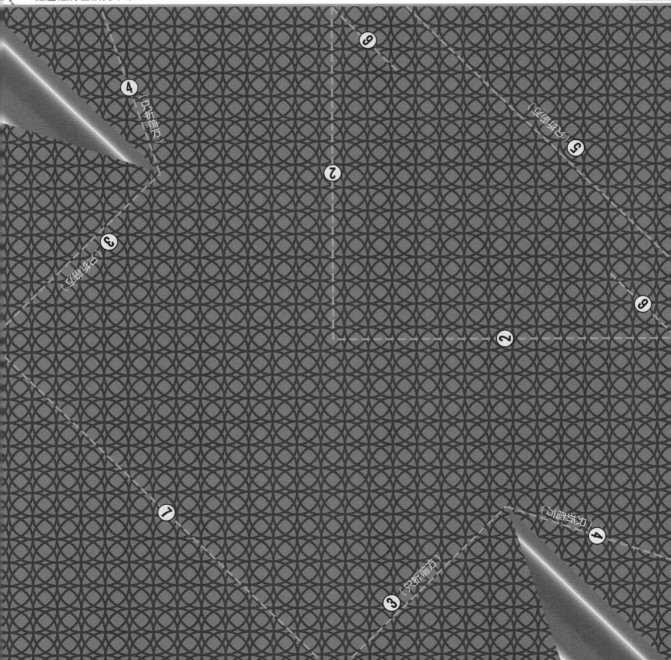

**6**

（只折前方）

1

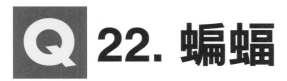

# Q 22. 蝙蝠

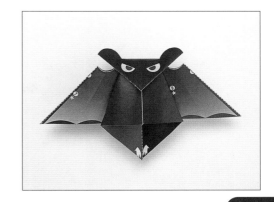

從這裡將色紙剪下來。

解答與折法在第78頁。

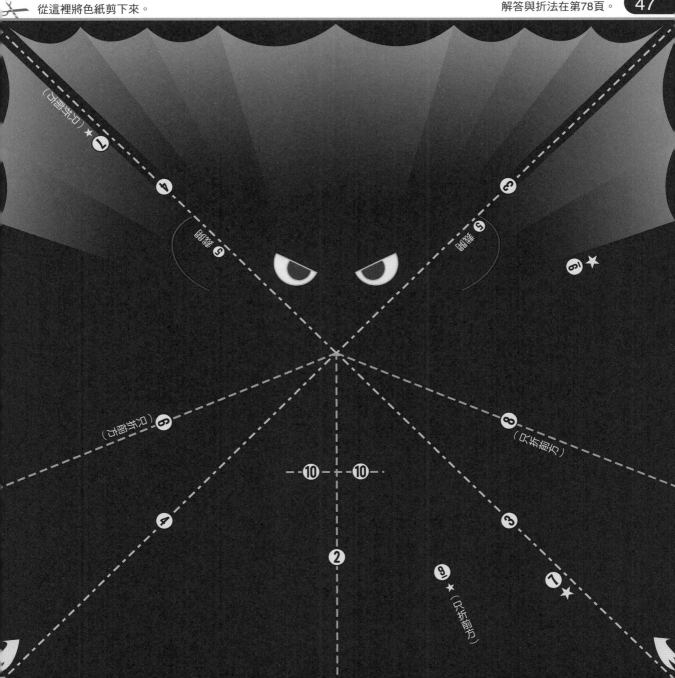

# 阿公的
# 折紙玩具

## 折紙挑戰題

## 解答篇

# 解答篇 折法記號說明

本單元是說明第 52～79 頁的解答篇中所使用的記號。基本上與第 3～4 頁的內容相同。

| | | |
|---|---|---|
| 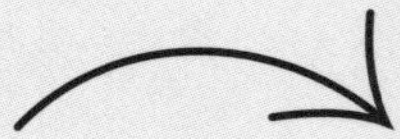 (箭頭) | 表示折紙的方向 | 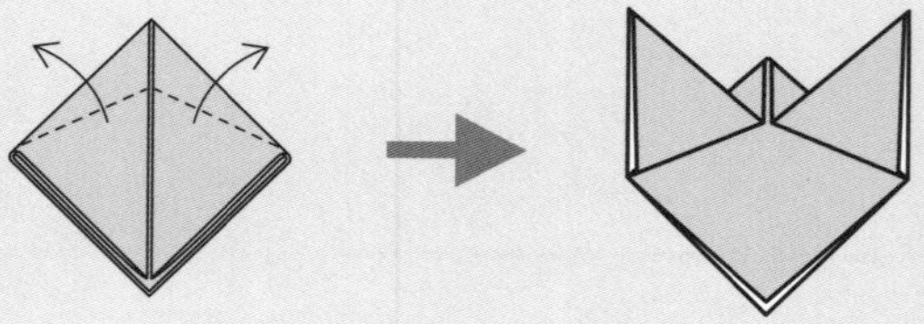 (圖示) |
| 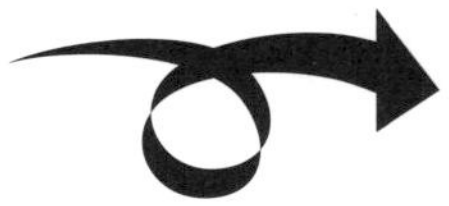 (翻轉箭頭) | 翻面 | 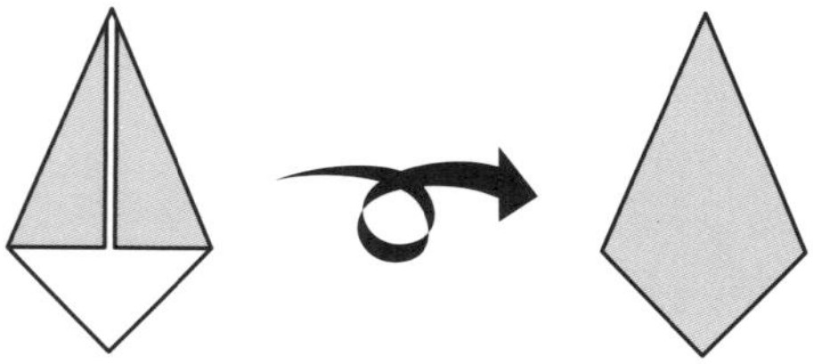 (圖示) |
| - - - - - - - - - - - - | 折谷線 | 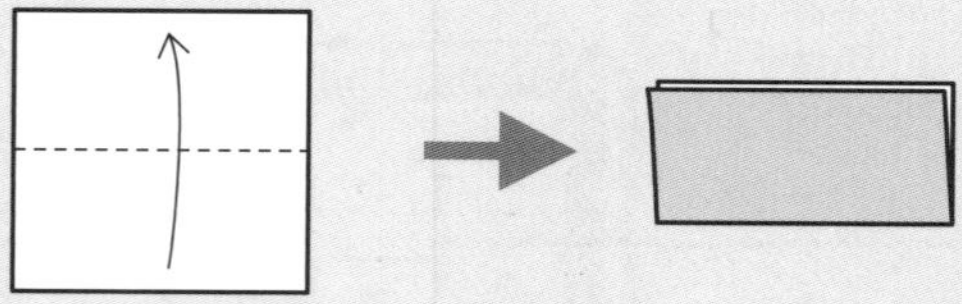 (圖示) |
| - · - · - · - · - | 折山線 | 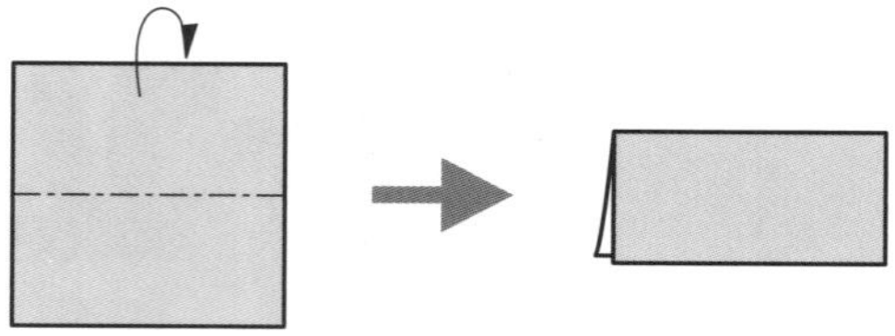 (圖示) |
| _____ | 先折過再打開，壓出折痕 | 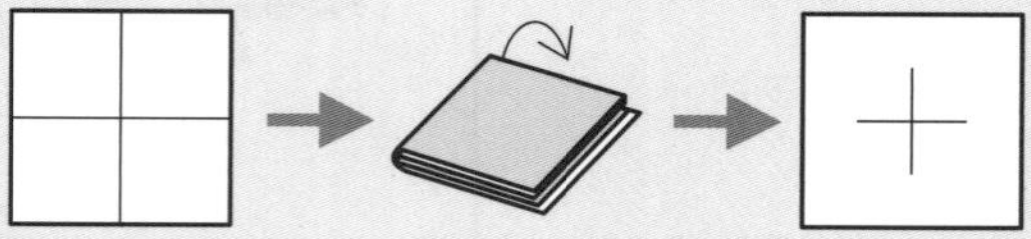 (圖示) |

| | | |
|---|---|---|
| - - - - - - - - -<br>向外翻折<br>─ · ─ · ─ · ─<br>向外翻折 | 向外翻折 | |
| - - - - - - - - -<br>向內翻折<br>─ · ─ · ─ · ─<br>向內翻折 | 向內翻折 | |
| ✂ | 用剪刀剪開 | |
| | 吹氣進去 | |
| | 等分 | |

# 貓咪（第5頁）的解答

**1** 沿著虛線往箭頭方向折紙。

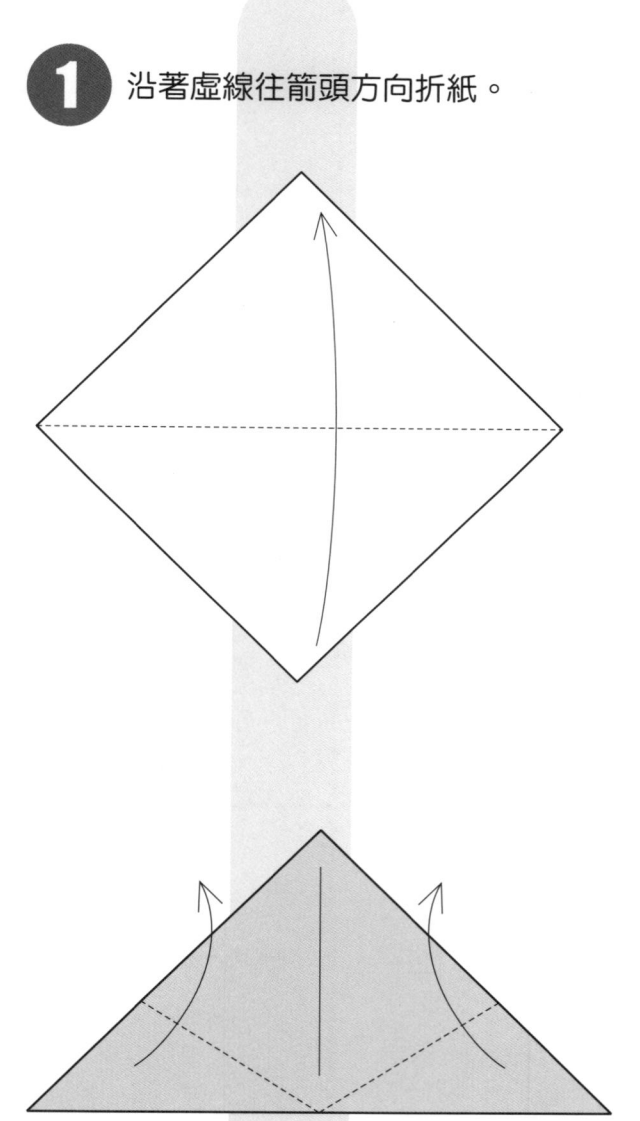

**2** 先對折，壓出折痕後，沿著虛線往箭頭方向折。

**3** 沿著虛線往箭頭方向折紙。

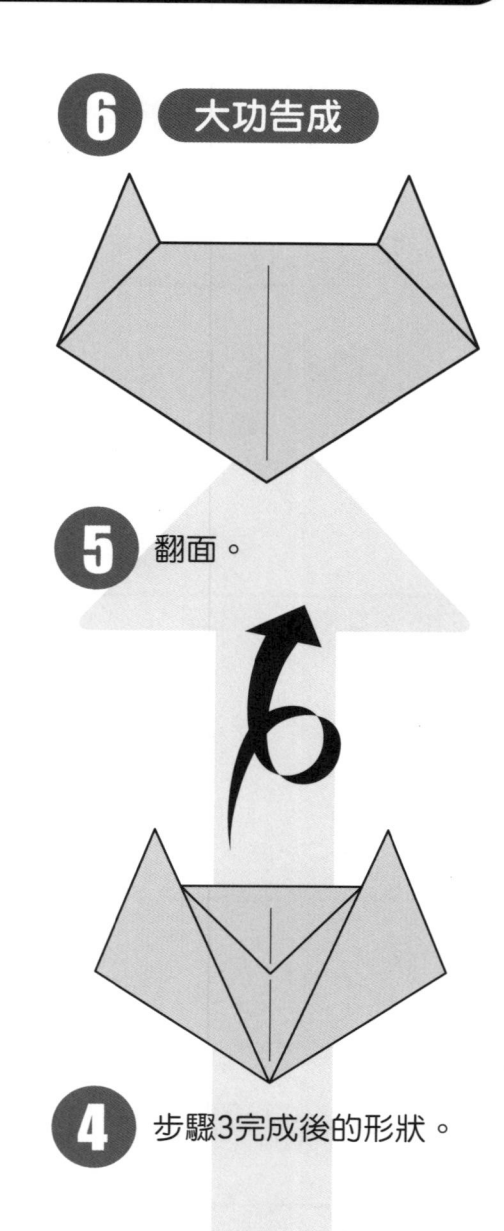

**6** 大功告成

**5** 翻面。

**4** 步驟3完成後的形狀。

# 帆船（第7頁）的解答

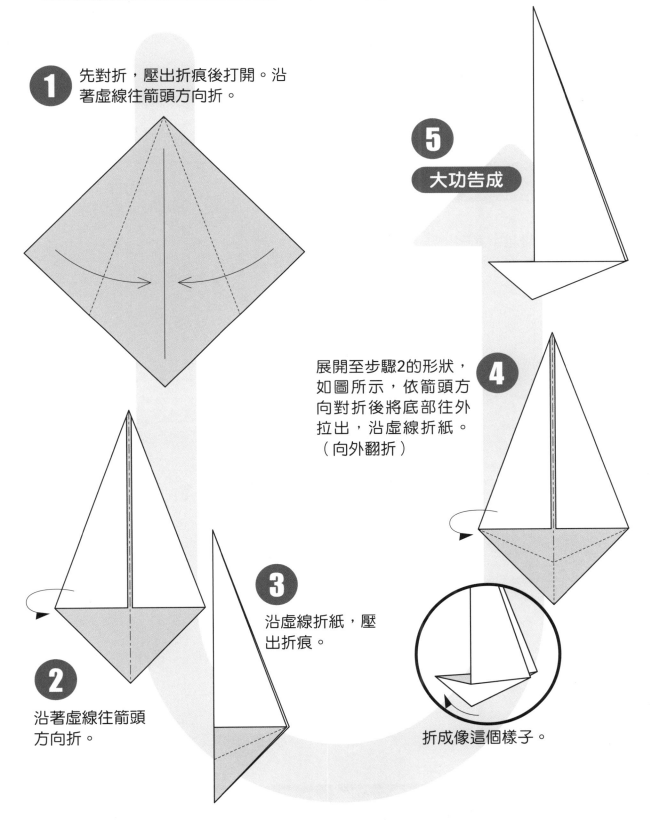

**1** 先對折，壓出折痕後打開。沿著虛線往箭頭方向折。

**2** 沿著虛線往箭頭方向折。

**3** 沿虛線折紙，壓出折痕。

折成像這個樣子。

**4** 展開至步驟2的形狀，如圖所示，依箭頭方向對折後將底部往外拉出，沿虛線折紙。（向外翻折）

**5** 大功告成

# 房屋（第9頁）的解答

**1** 依箭頭方向沿虛線，將色紙折成長方形。

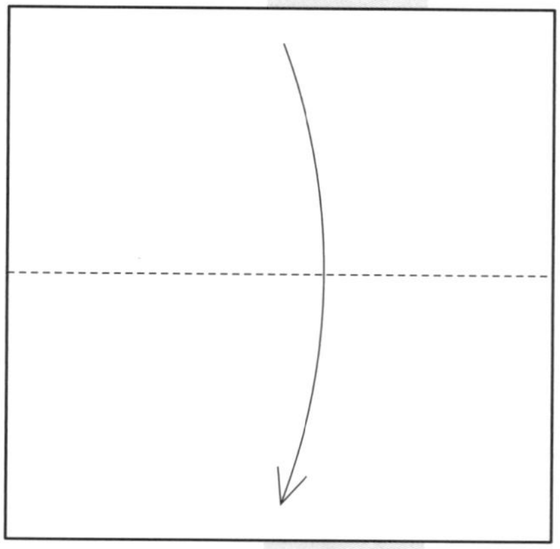

**2** 對折壓出折痕後打開，再沿著虛線往箭頭方向折。

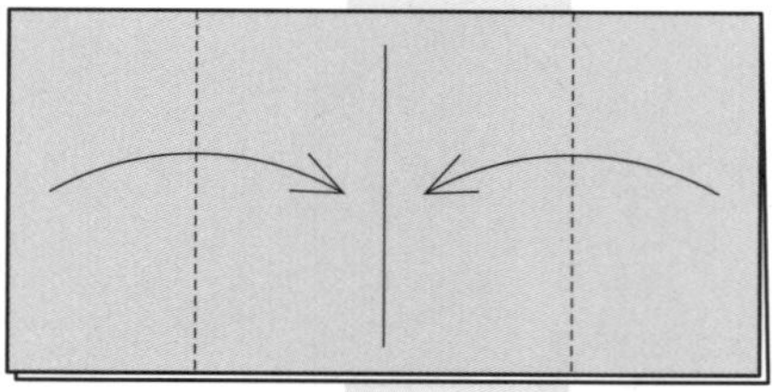

**3** 依箭頭方向拉開，沿虛線折紙。

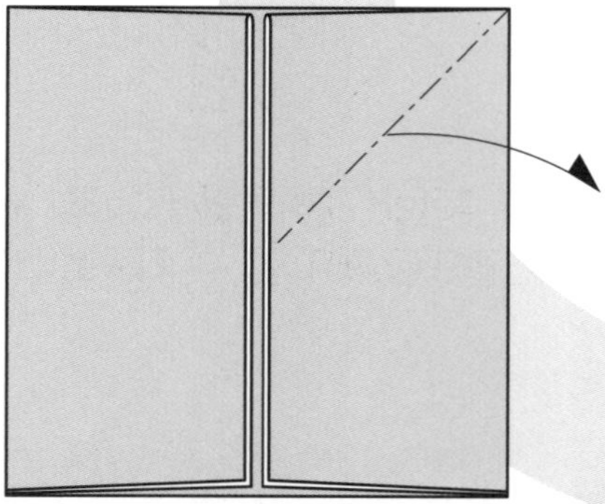

**4** 步驟3拉開的樣子。

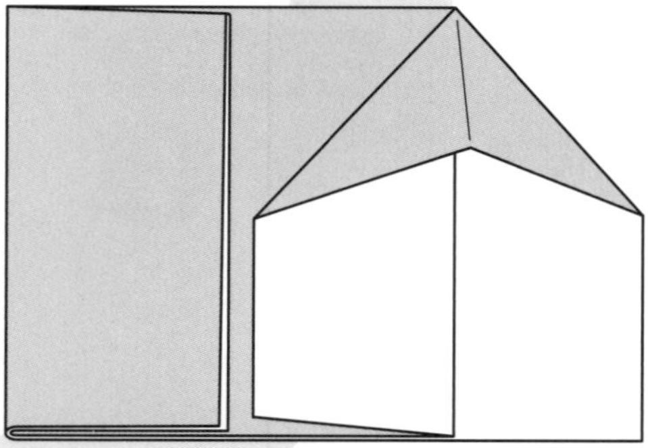

**5** 另一邊也依箭頭方向拉開，沿虛線折紙。

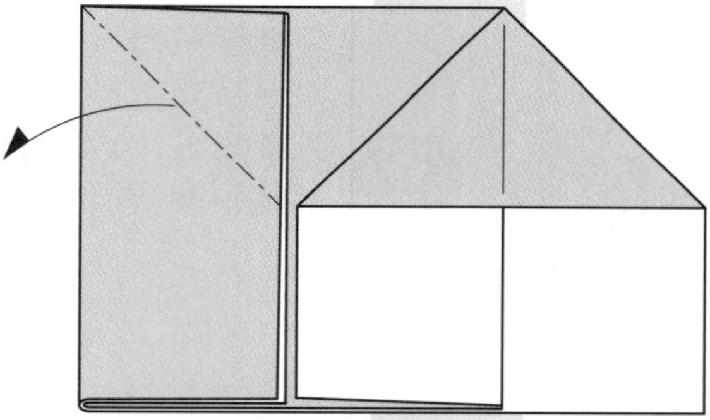

**6** 大功告成

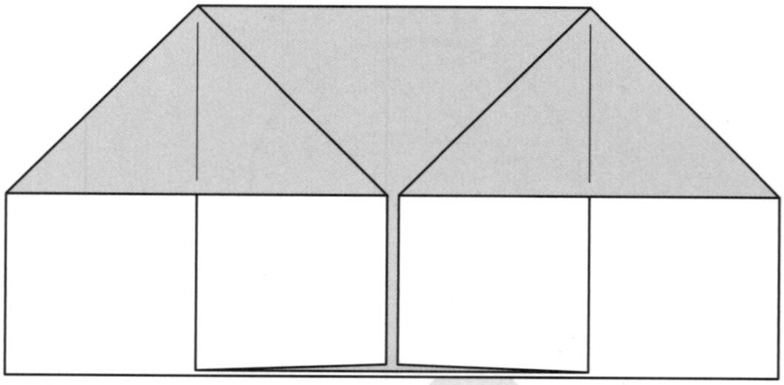

**1** 從第54頁「房屋」的步驟6開始折。沿著虛線往箭頭方向折。

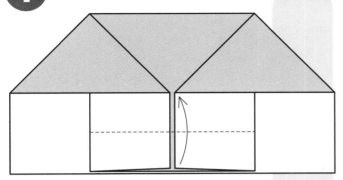

**2** 沿著虛線往箭頭方向折。

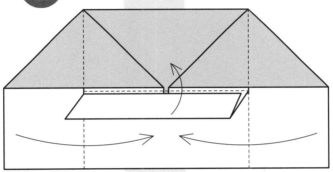

**3** 大功告成
調整一下形狀就完成了。

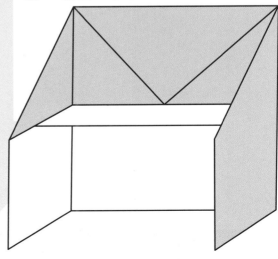

# 天鵝（第13頁）的解答

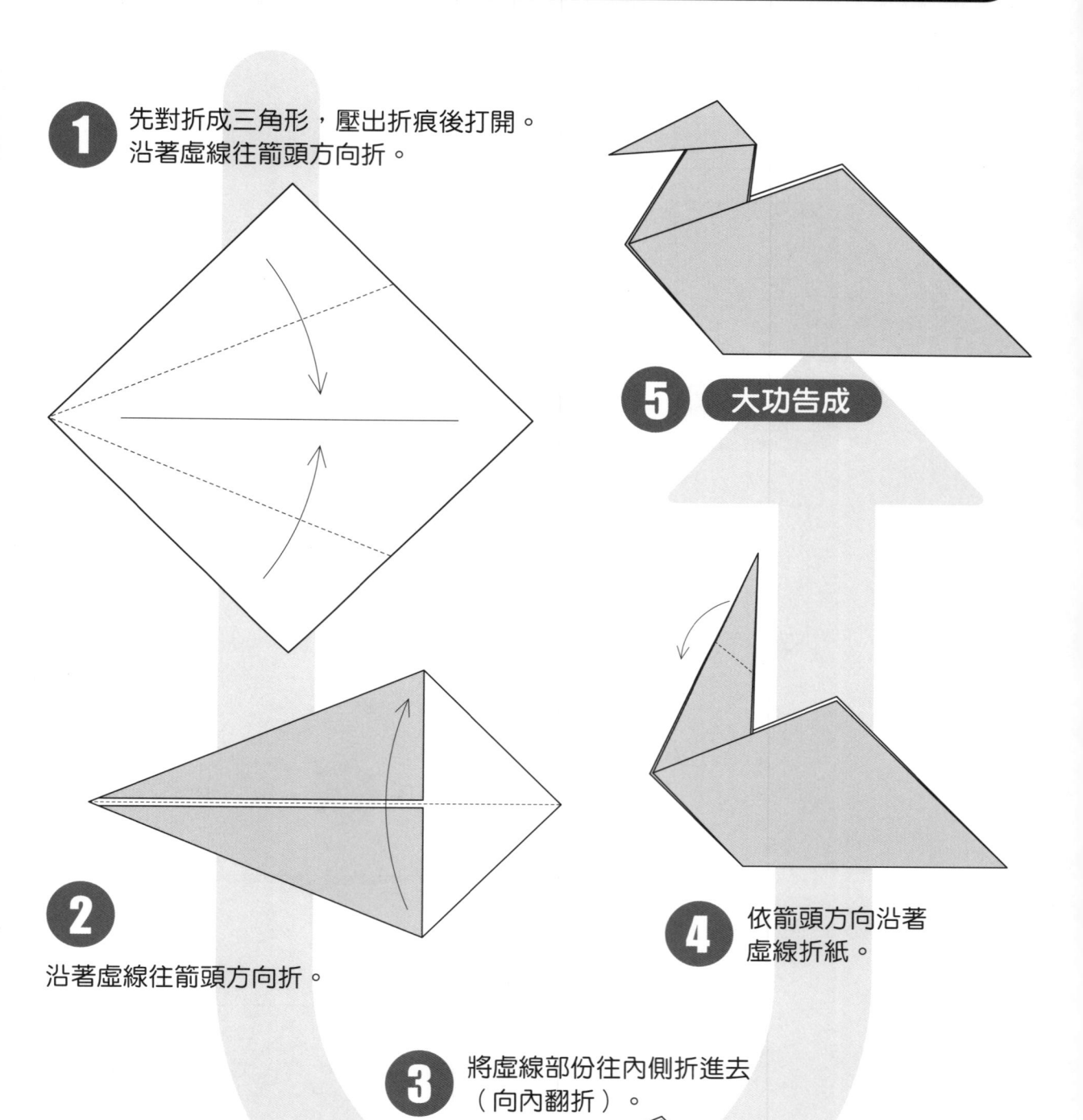

**1** 先對折成三角形，壓出折痕後打開。沿著虛線往箭頭方向折。

**2** 沿著虛線往箭頭方向折。

**3** 將虛線部份往內側折進去（向內翻折）。

**4** 依箭頭方向沿著虛線折紙。

**5** 大功告成

**1** 先對折，壓出折痕後打開。將虛線部份依箭頭方向折成三角形。

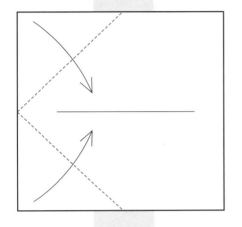

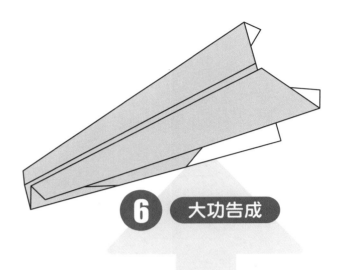

**6** 大功告成

**2** 沿著虛線往箭頭方向折。

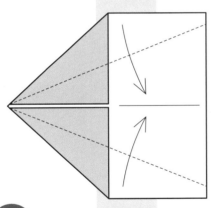

**5** 將前面的翅膀往箭頭方向折。反面也一樣。

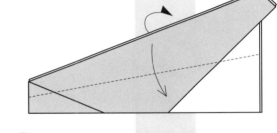

**3** 沿著虛線往箭頭方向折。

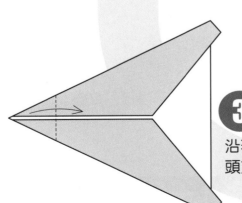

**4** 沿著虛線往箭頭方向折。

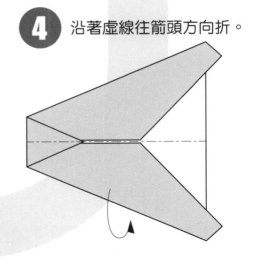

# 兔子（第17頁）的解答

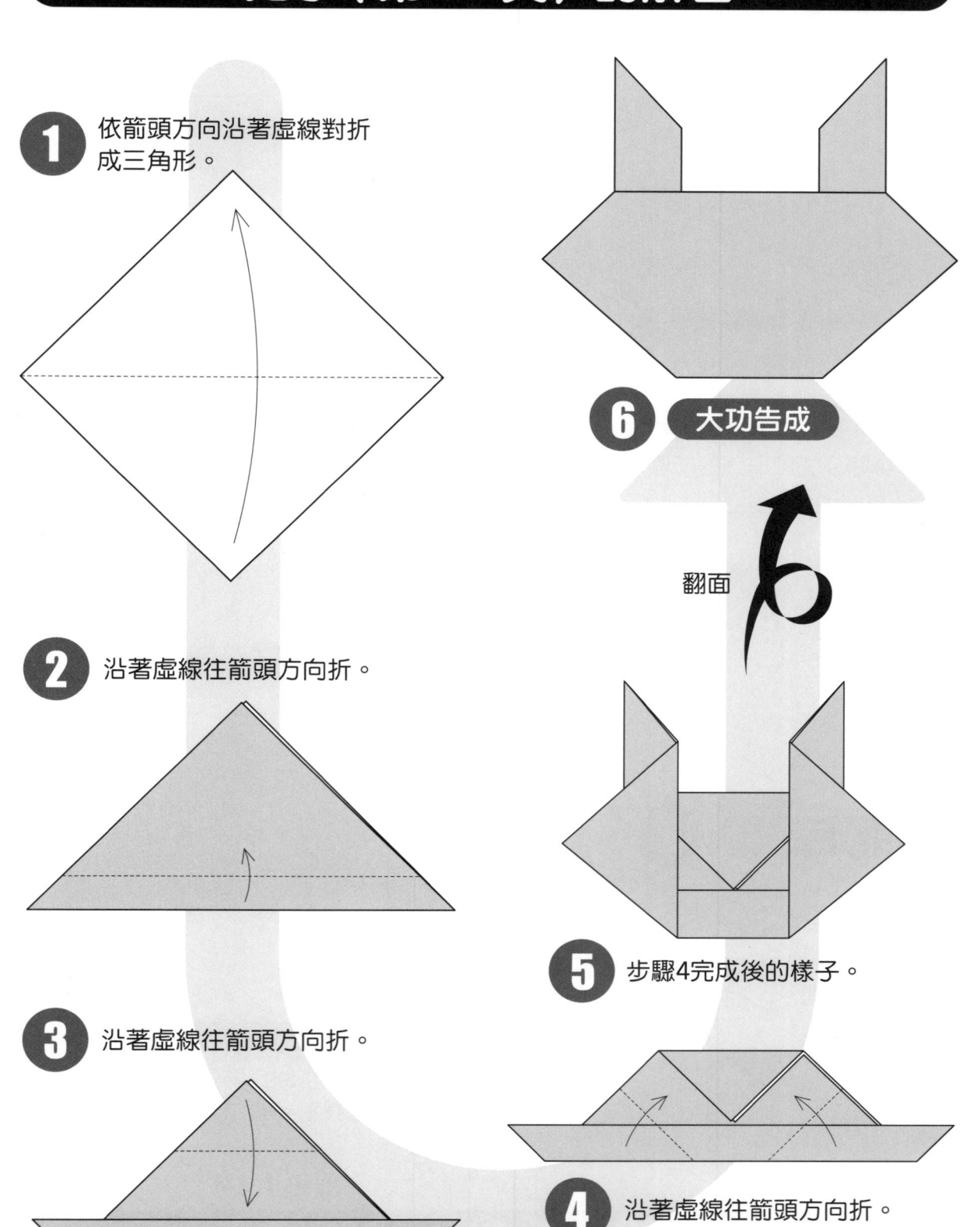

**1** 依箭頭方向沿著虛線對折成三角形。

**2** 沿著虛線往箭頭方向折。

**3** 沿著虛線往箭頭方向折。

**4** 沿著虛線往箭頭方向折。

**5** 步驟4完成後的樣子。

翻面

**6** 大功告成

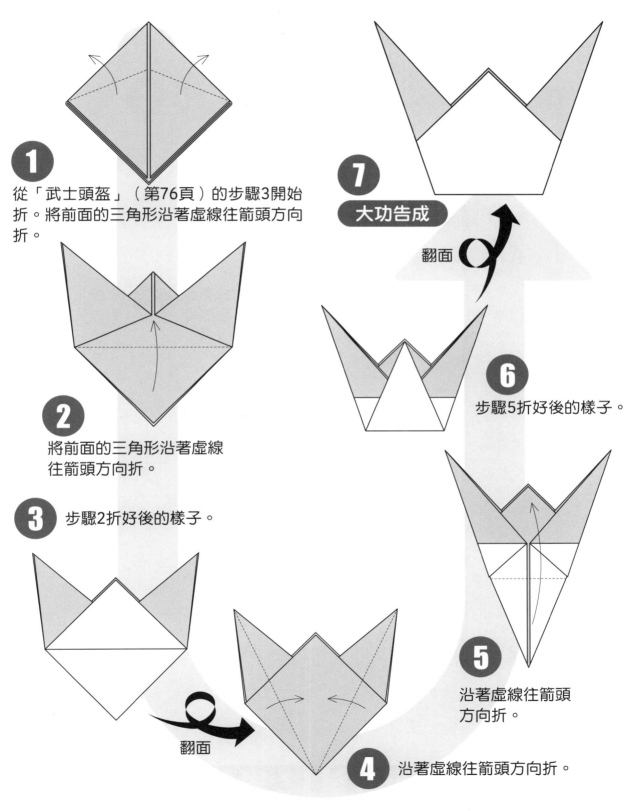

**1**

從「武士頭盔」（第76頁）的步驟3開始折。將前面的三角形沿著虛線往箭頭方向折。

**2**

將前面的三角形沿著虛線往箭頭方向折。

**3** 步驟2折好後的樣子。

翻面

**4** 沿著虛線往箭頭方向折。

**5** 沿著虛線往箭頭方向折。

**6** 步驟5折好後的樣子。

**7**

大功告成

翻面

# 大象（第 21 頁）的解答

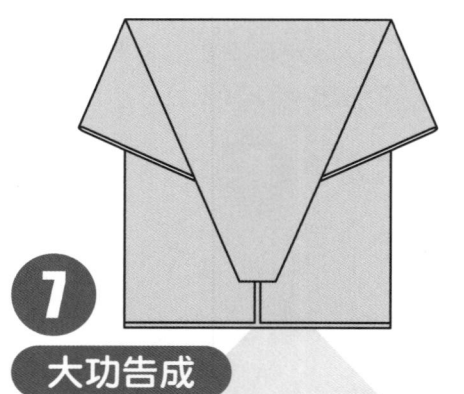

**7**

大功告成

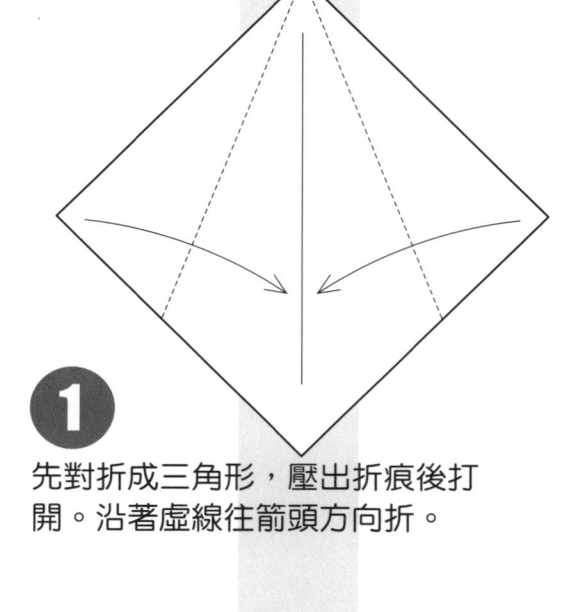

**1** 先對折成三角形，壓出折痕後打開。沿著虛線往箭頭方向折。

**2** 依箭頭方向沿著虛線折進裡面。

翻面

**3** 沿著虛線位置對折，壓出折痕後打開。

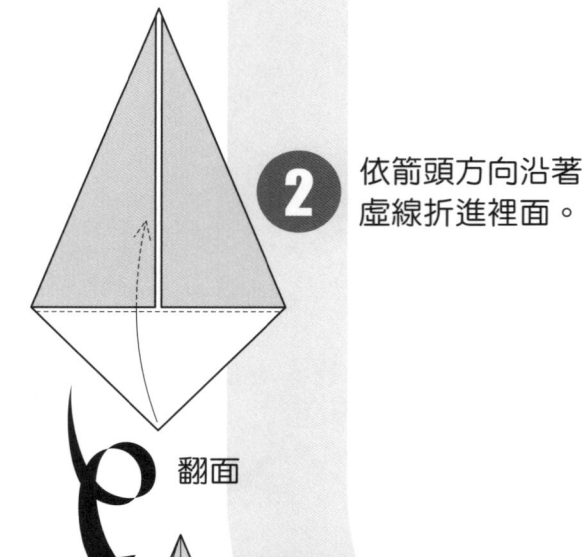

**6** 步驟5完成後的樣子。沿著虛線往箭頭方向折。

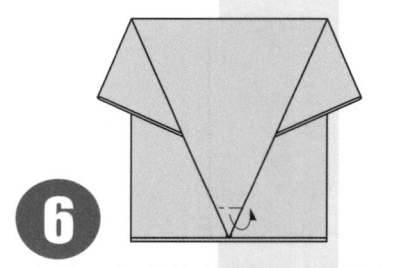

**5** 依箭頭方向打開，沿著虛線折紙。

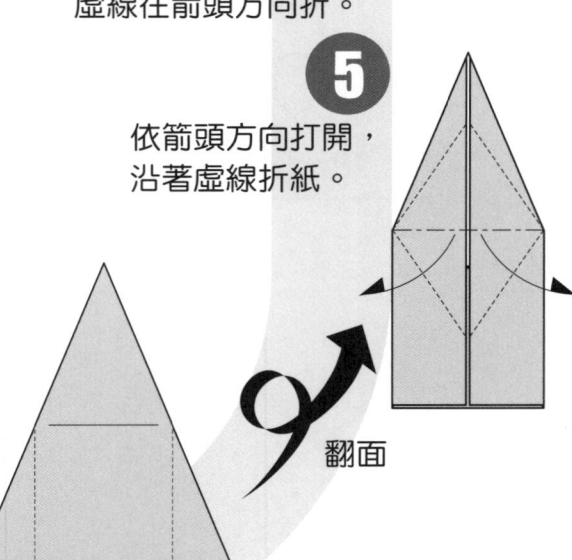

翻面

**4** 沿著虛線往箭頭方向折。

# 公車（第 23 頁）的解答

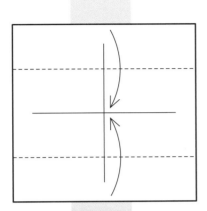

**1** 先縱向再橫向對折，壓出折痕後打開。沿著虛線往箭頭方向折。

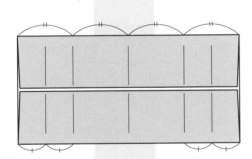

**2** 如圖所示壓出折痕。

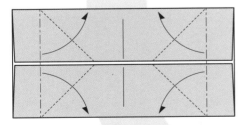

**3** 將四角依箭頭方向拉開，沿著虛線折紙。

**4** 步驟3完成後的樣子。沿著虛線往箭頭方向折。

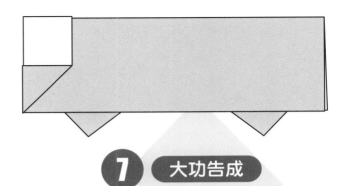

**7** 大功告成

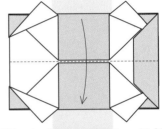

**6** 步驟5完成後的樣子。依箭頭方向沿著虛線對折。

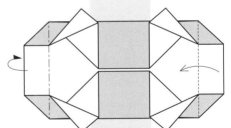

**5** 步驟4完成後的樣子。沿著虛線往箭頭方向折。

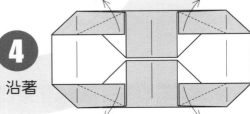

# 牽牛花（第25頁）的解答

**3** 如圖所示，將三角形的袋口打開，角對角折起。

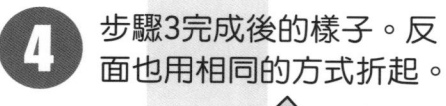
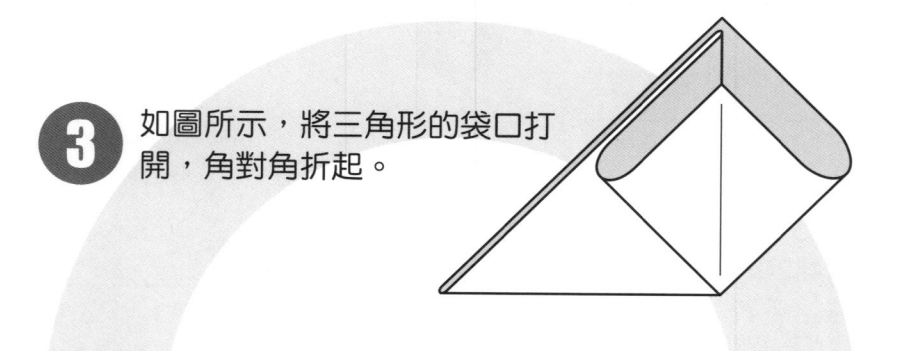

**2** 依箭頭方向沿著虛線折成三角形。

**4** 步驟3完成後的樣子。反面也用相同的方式折起。

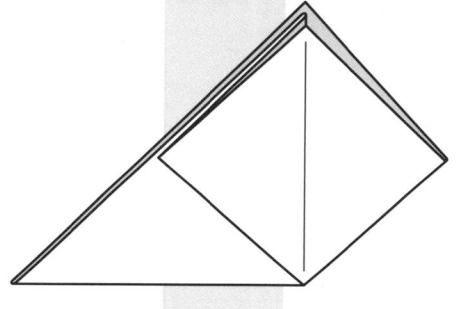

**1** 依箭頭方向沿著虛線折成三角形。

**5** 步驟4完成的樣子。

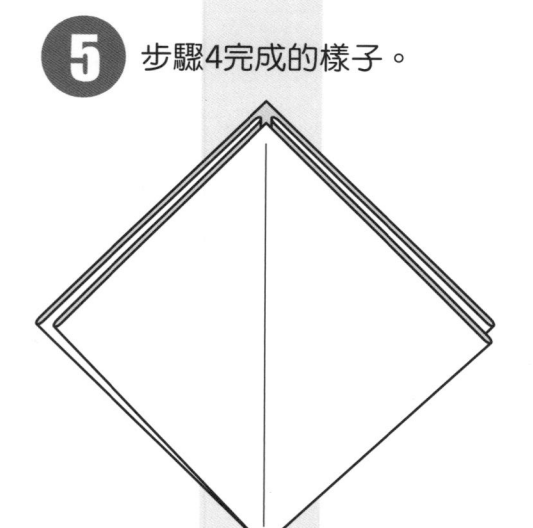

下接第63頁

**10** 將花瓣部份仔細地
展開壓平。

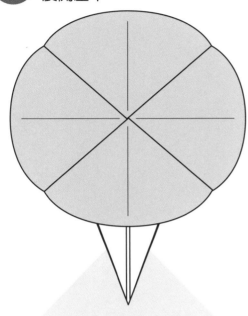

上接第62頁

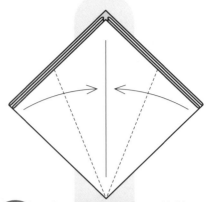

**6** 將前面的正方形沿著
虛線往箭頭方向折。

**7** 步驟6完成後的樣子。反面
也用相同的方法折。

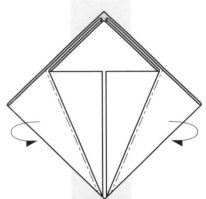

**9** 如圖,用剪刀剪開後,沿著
虛線往箭頭方向折。

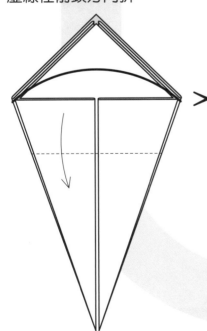

**8** 步驟7完成後的樣子。

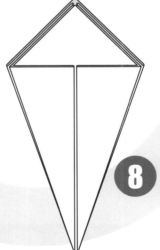

# 手提包（第27頁）的解答

**3** 依箭頭方向沿著
虛線對折。

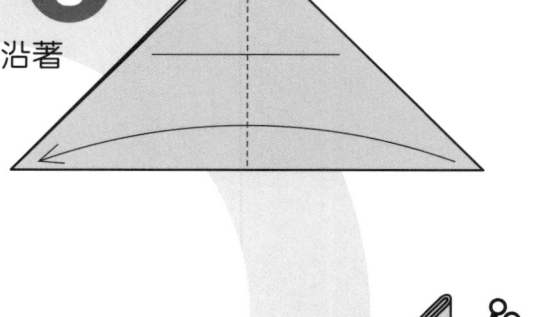

**2** 依箭頭方向沿著虛線折，
壓出折痕後打開。

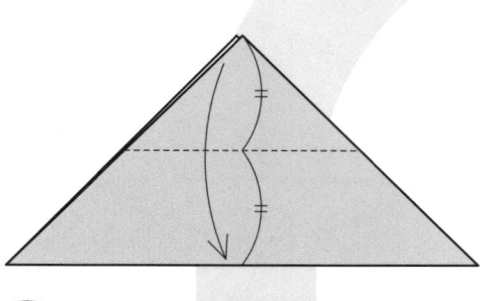

**4** 用剪刀剪到步驟2壓出
的折痕位置。

**1** 依箭頭方向沿著虛線
折成三角形。

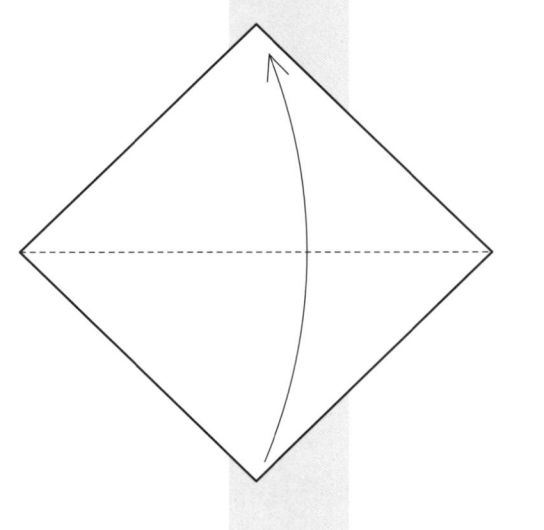

**5** 完成步驟4後如圖展開，沿著
虛線往箭頭方向折。

下接第65頁

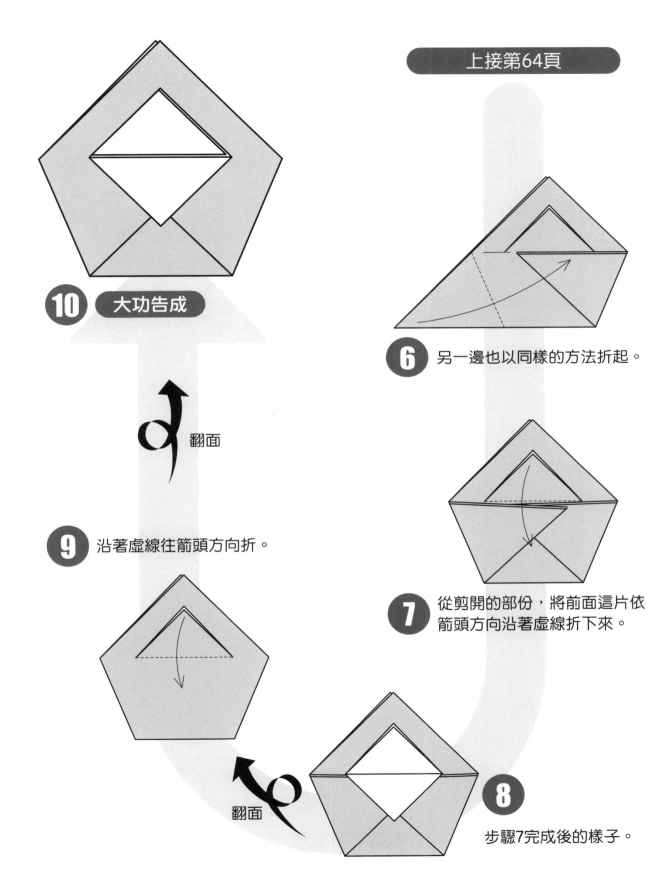

上接第64頁

**6** 另一邊也以同樣的方法折起。

**7** 從剪開的部份，將前面這片依箭頭方向沿著虛線折下來。

**8** 步驟7完成後的樣子。

翻面

**9** 沿著虛線往箭頭方向折。

翻面

**10** 大功告成

# 氣球（第29頁）的解答

**3** 將前面的正方形拉開，折成三角形。

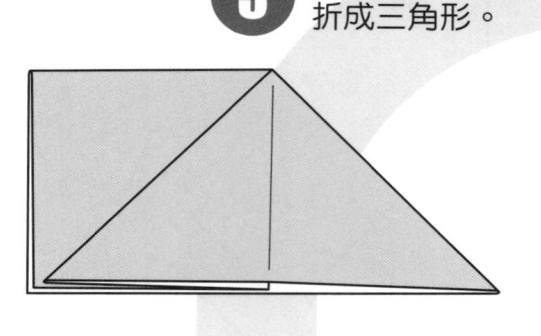

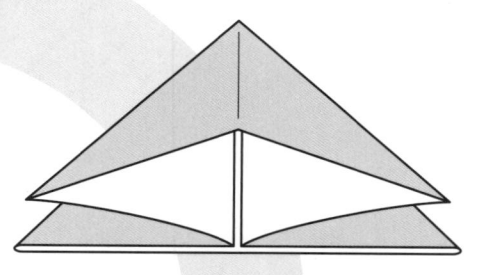

**4** 反面也同樣拉開，折成三角形。

**2** 沿著虛線往箭頭方向折。

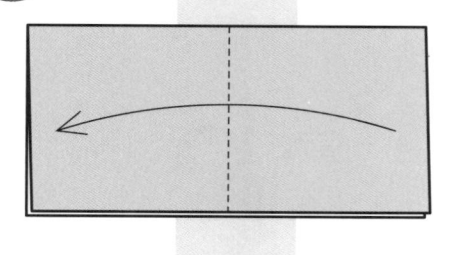

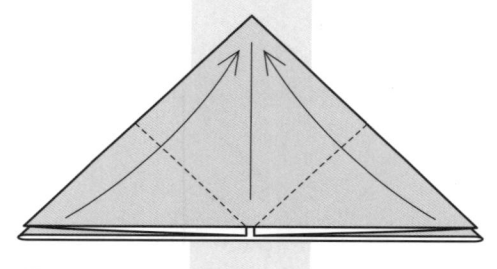

**5** 將前面的三角形，依箭頭方向沿著虛線折起。

**1** 依箭頭方向沿著虛線對折。

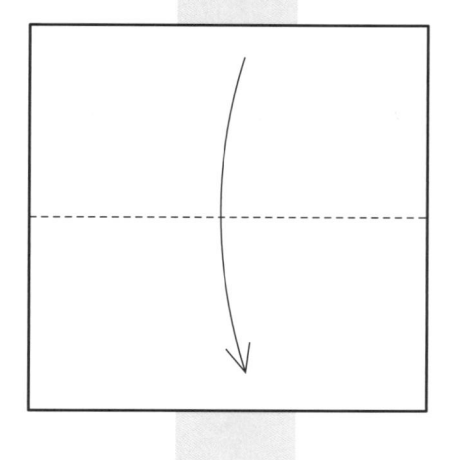

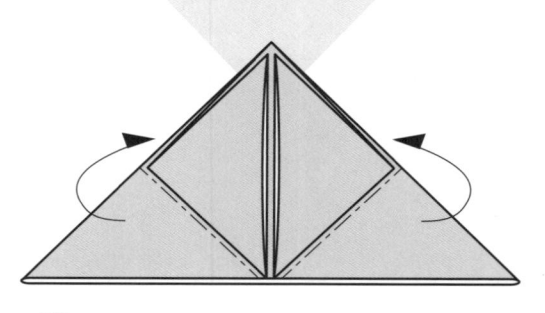

**6** 反面也同樣，依箭頭方向沿著虛線折起。

下接第67頁

上接第66頁

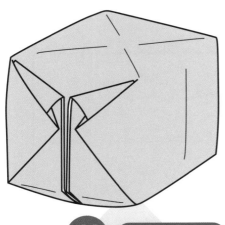

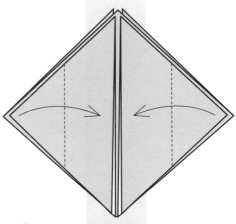

**11** 大功告成

**7** 將前面的三角形，依箭頭方向沿著虛線折。

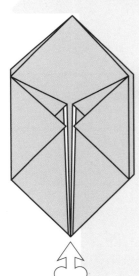

**10** 反面也以相同方式折紙，從下方吹入空氣。

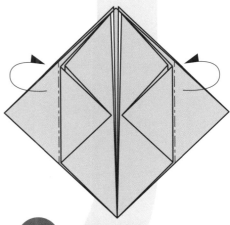

**8** 反面也以同樣方式折起。

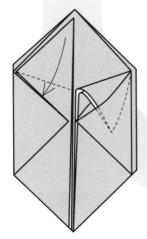

**9** 將上方的三角形，依箭頭方向沿著虛線向下折，將折角放進下方三角形的口袋中。

# 大理花（第31頁）的解答

**3** 步驟2折到一半的樣子。

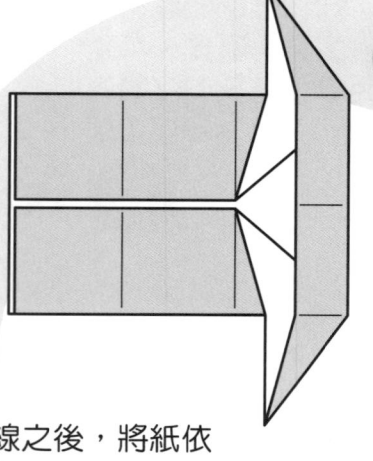

**2** 如圖所示壓出折線之後，將紙依箭頭方向打開，沿著虛線折紙。

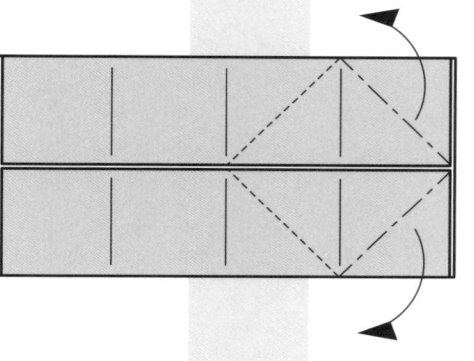

**4** 將紙轉90度，另一邊也再重複一次步驟2～3，依箭頭方向打開，沿著虛線折紙。

**1** 將色紙對折壓出折線後打開，沿著虛線往箭頭方向折。

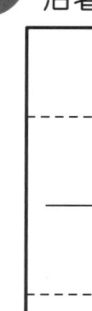

**5** 將三角形的口袋依箭頭方向打開，沿著虛線折紙。

下接第69頁

上接第68頁

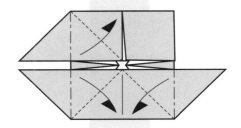

**6** 步驟5完成後的樣子。另外3邊也用相同的方式折紙。

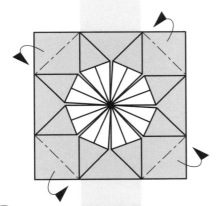

**7** 沿著虛線往箭頭方向折紙。

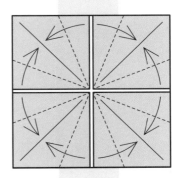

**11** 大功告成

**10** 將四角沿著虛線往箭頭方向折。

**8** 步驟7完成後的樣子。將三角形的口袋,依箭頭方向打開,沿著虛線折紙。

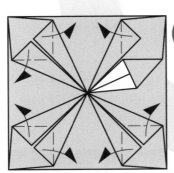

**9** 步驟8完成後的樣子。另外7處也用相同的方式折。

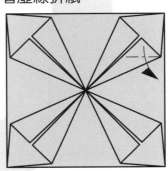

# 杯子（第33頁）的解答

**1** 沿著虛線往箭頭方向折成三角形。角與角要剛剛好對準。

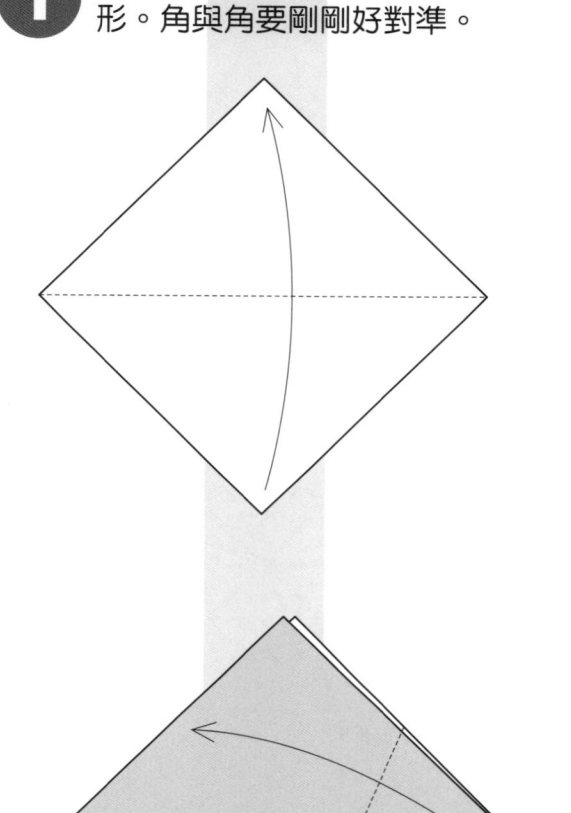

**2** 沿著虛線往箭頭方向折。

**3** 另一邊也沿著虛線往箭頭方向折。

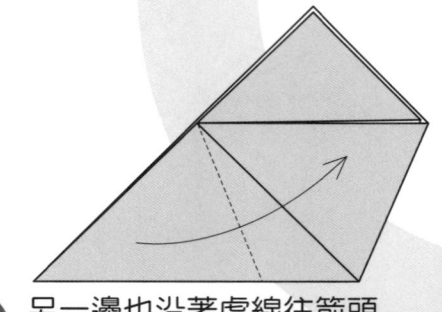

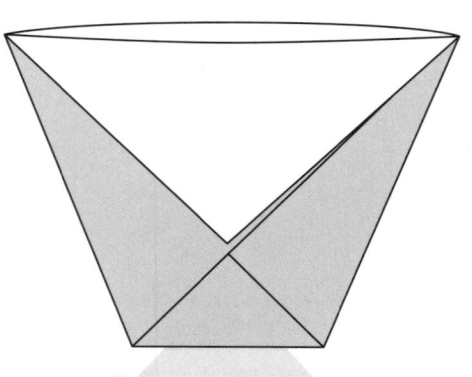

**6** 大功告成

**5** 反面也一樣，沿著虛線往箭頭方向折。

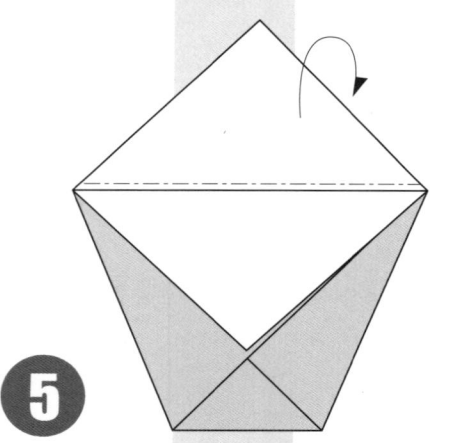

**4** 將前面的三角形沿著虛線往箭頭方向折。

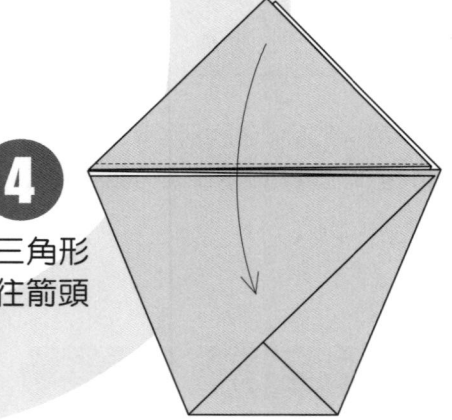

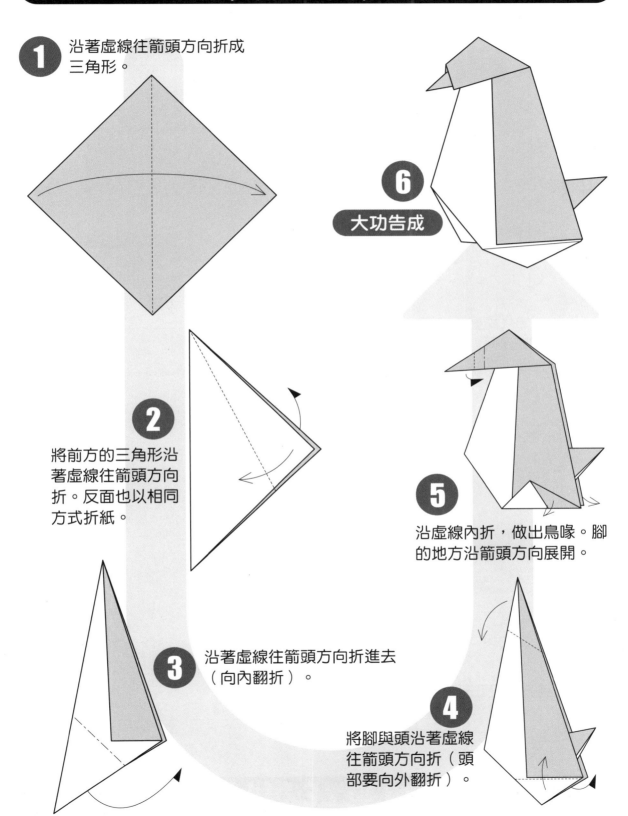

**1** 沿著虛線往箭頭方向折成三角形。

**2** 將前方的三角形沿著虛線往箭頭方向折。反面也以相同方式折紙。

**3** 沿著虛線往箭頭方向折進去（向內翻折）。

**4** 將腳與頭沿著虛線往箭頭方向折（頭部要向外翻折）。

**5** 沿虛線內折，做出鳥喙。腳的地方沿箭頭方向展開。

**6** 大功告成

# 連體船（第 37 頁）的解答

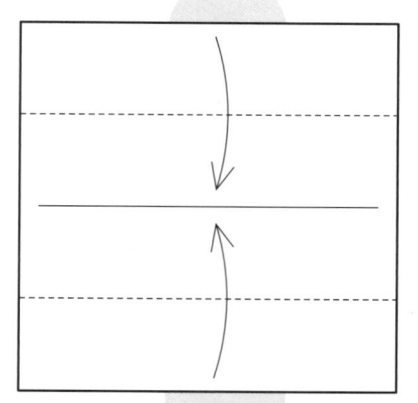

**1** 將色紙對折，壓出折痕後沿著虛線往箭頭方向折。

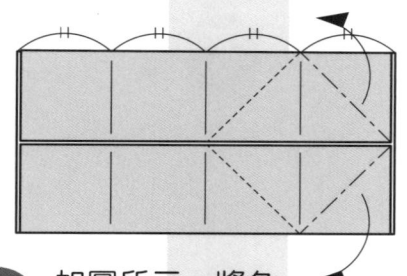

**2** 如圖所示，將色紙壓出折痕後往箭頭方向展開，沿著虛線折紙。

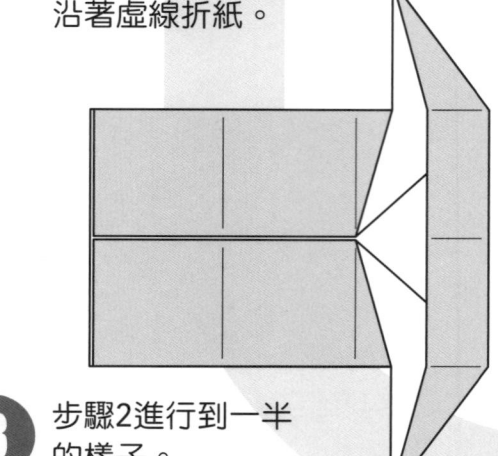

**3** 步驟2進行到一半的樣子。

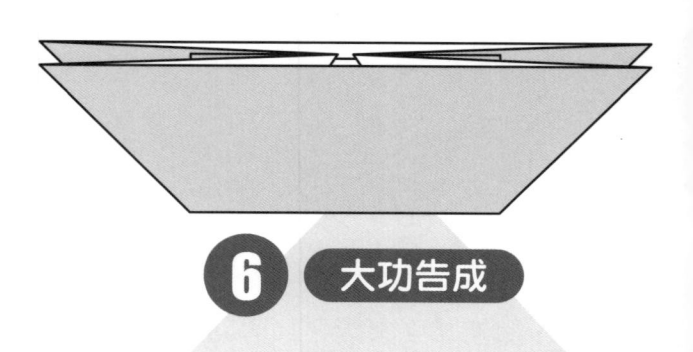

**6** 大功告成

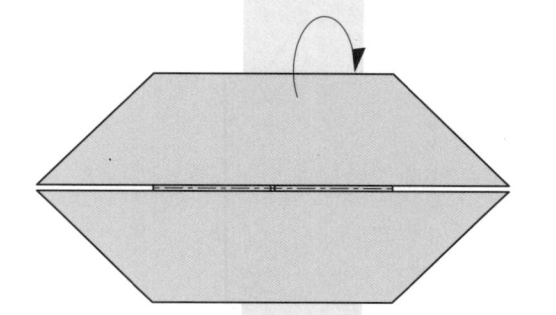

**5** 如圖所示將色紙翻面，沿著虛線往箭頭方向折。

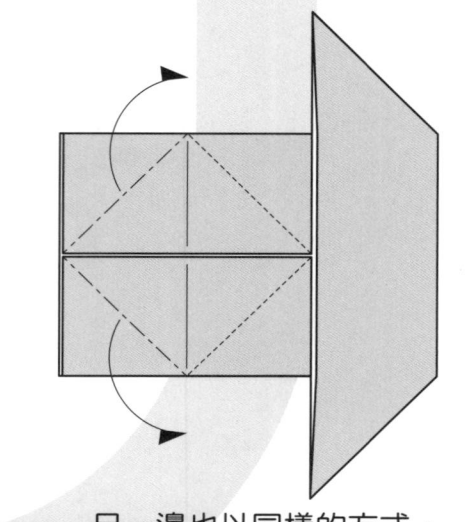

**4** 另一邊也以同樣的方式，往箭頭方向展開，沿著虛線折紙。

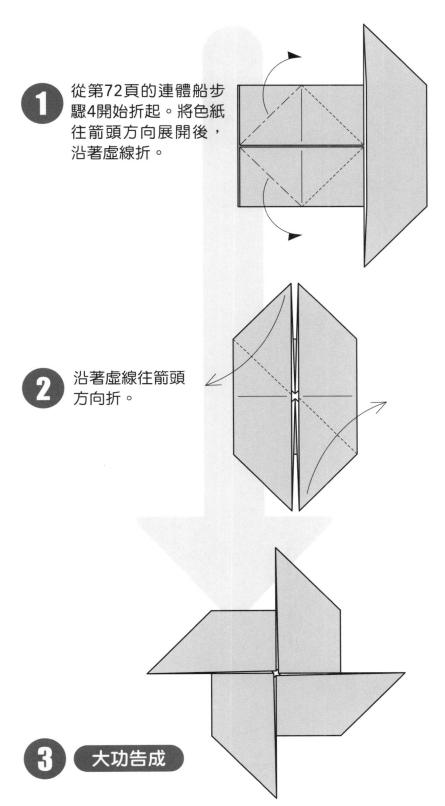

1 從第72頁的連體船步驟4開始折起。將色紙往箭頭方向展開後，沿著虛線折。

2 沿著虛線往箭頭方向折。

3 大功告成

# 皮夾（第41頁）的解答

**1** 將色紙對折，壓出折痕後沿著虛線往箭頭方向折。

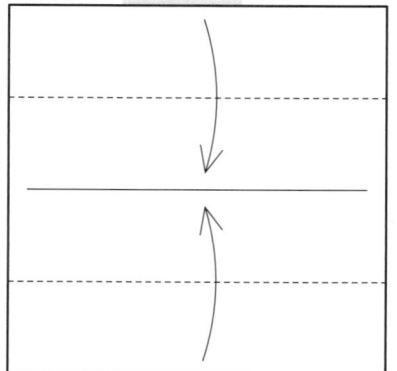

**2** 步驟1折完後的樣子。

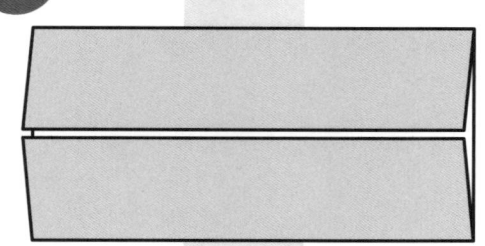

翻面

**3** 將色紙再次對折，壓出折痕後沿著虛線往箭頭方向折。

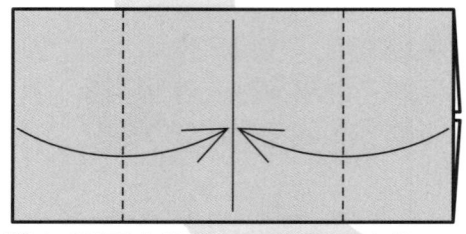

**5** 大功告成

**4** 沿著虛線往箭頭方向折。

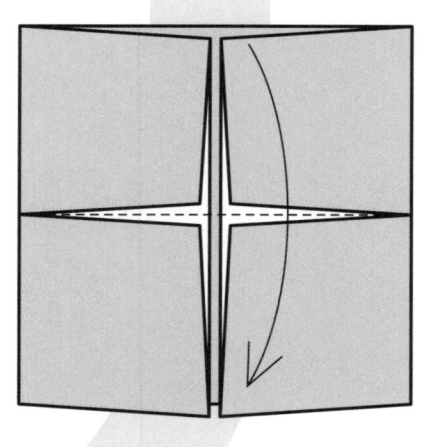

# 蚱蜢（第43頁）的解答

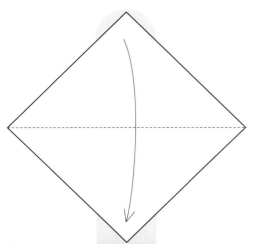

**1** 將色紙沿著虛線往箭頭方向折成三角形。

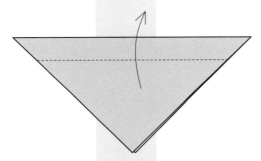

**2** 將前方的三角形沿著虛線往箭頭方向折。

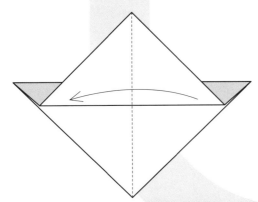

**3** 沿著虛線往箭頭方向將色紙對折。

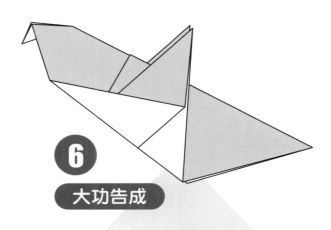

**6** 大功告成

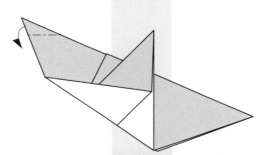

**5** 將頭部沿著虛線往箭頭方向折進去（向內翻折）。

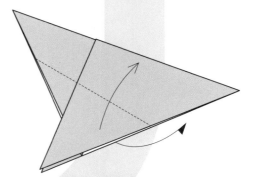

**4** 轉個方向後，將色紙沿著虛線往箭頭方向折。反面也用相同方式折起。

# 武士頭盔（第45頁）的解答

**3** 將前方的三角形沿著
虛線往箭頭方向折。

**2** 沿著虛線往箭頭方向折出
兩個三角形。

**1** 將色紙沿著虛線往箭頭
方向折成三角形。

**4** 將前方的三角形沿著虛線往
箭頭方向折。

下接第77頁

上接第76頁

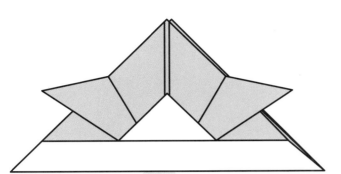

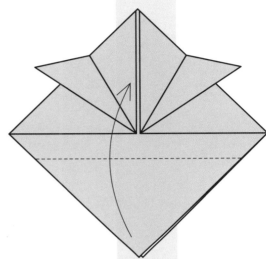

**5** 前方的三角形沿著虛線朝箭頭方向往上折起。

**8** 大功告成

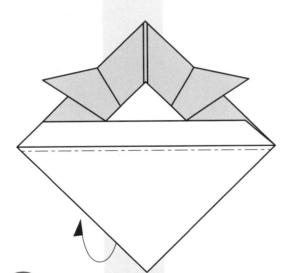

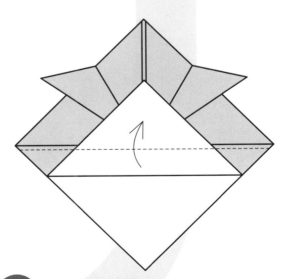

**7** 沿著虛線往反面折。

**6** 將色紙沿著虛線往箭頭方向折。

# 蝙蝠（第 47 頁）的解答

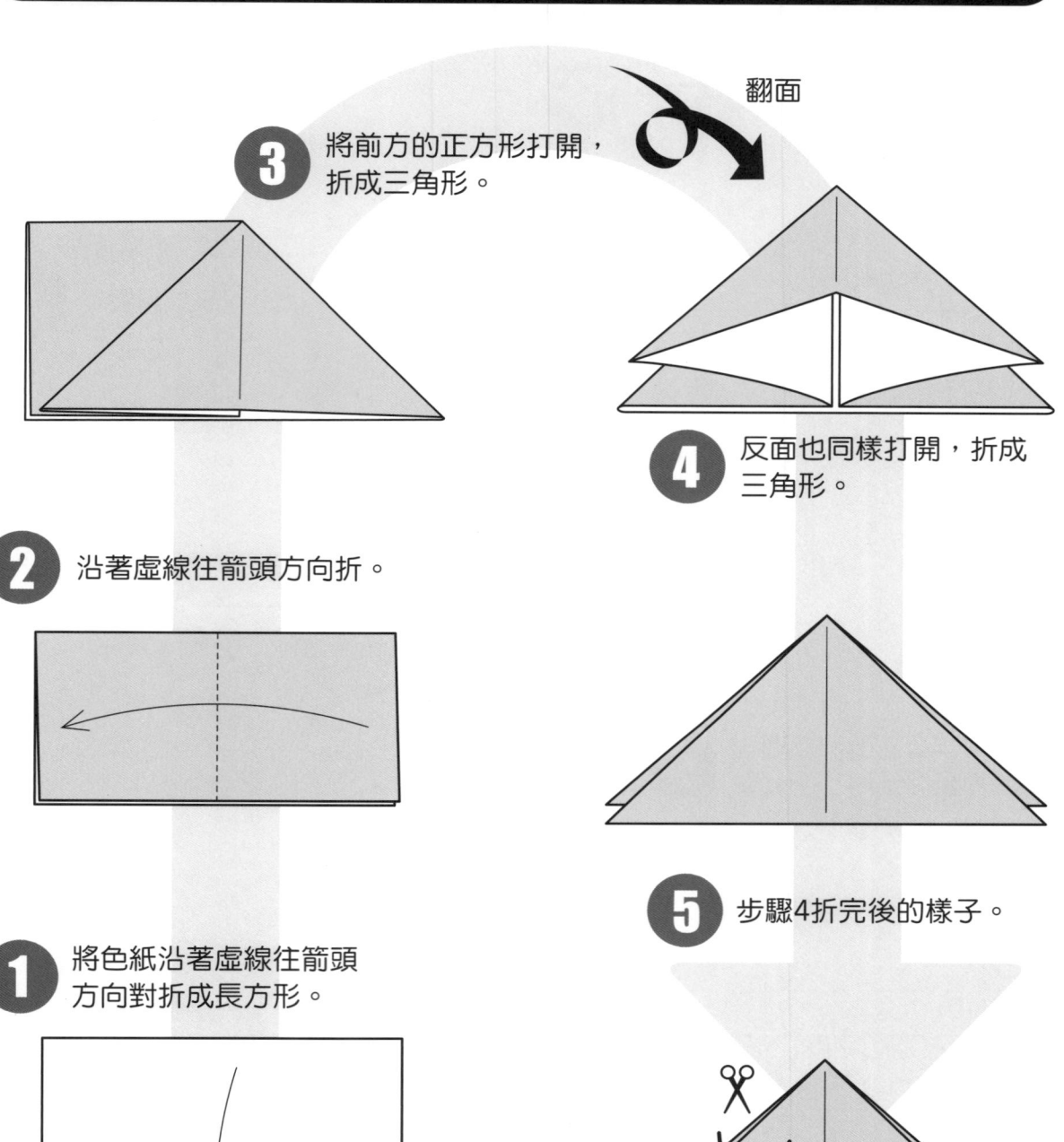

翻面

**3** 將前方的正方形打開，折成三角形。

**4** 反面也同樣打開，折成三角形。

**2** 沿著虛線往箭頭方向折。

**5** 步驟4折完後的樣子。

**1** 將色紙沿著虛線往箭頭方向對折成長方形。

**6** 如圖所示，在標示處剪一刀。

下接第79頁

上接第78頁

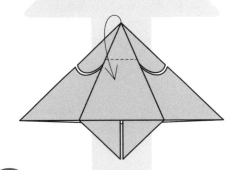

**13** 大功告成

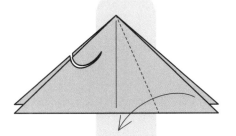

**7** 將前方的三角形沿著虛線往箭頭方向折。

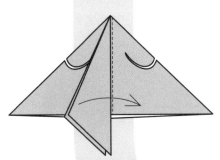

**12** 沿著虛線往箭頭方向折。

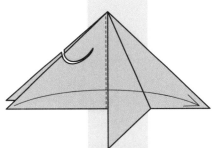

**8** 將前方的三角形往箭頭方向翻開。

**11** 將前方的三角形往箭頭方向翻開。

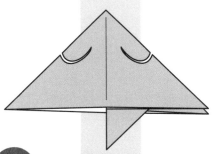

**9** 步驟8翻開後的樣子。

翻面

**10** 將前方的三角形沿著虛線往箭頭方向折。

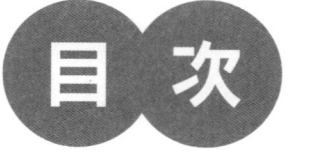

# 目次

活化前額葉最好的工具就是

監修者介紹

## 久保田 競（Kubota Kisou）

京都大學名譽教授、醫學博士。曾留學美國奧勒岡州立醫學大學，於東京大學研究所畢業後，擔任京都大學靈長類研究所副教授，爾後晉升教授，任職所長。之後擔任過日本福祉大學以及研究所教授，2007 年起至今於國際醫學技術專門學校任職副校長。以發現與記憶有關的視覺中樞等研究聞名，是大腦相關研究中前額葉領域的第一人。著有《如何教出聰明伶俐的孩子——久保田教養法實踐指導書（暫譯，頭のいい子を育てる久保田メソッド実践指導書，主婦の友社》》、《新版 促進嬰兒大腦發育教戰手冊（暫譯，新版 赤ちゃんの頭を育む本，主婦の友社》》等大量著作。

譯者介紹

## 林心怡

政大社會系畢業，曾留學日本學習平面設計。認為假日最好的活動，就是放鬆在家一整天徜徉書海。
譯有：
《上班變快樂：有成功潛力的人只做這件事，找到職場優勢，打造「越快樂，越成功」的雙贏人生！》、《零秒反應力：腦袋一片空白也能迅速回答！》、《厲害店長帶人管理術：36 個店長必修實戰案例，從接待、面試、教育訓練、打造低離職率，100% 顧客滿意度》、《60 分鐘圖解訓練邏輯會議主持術》（皆為八方出版）等。

國家圖書館出版品預行編目(CIP)資料

動手折紙，腦不老：22款活腦折紙遊戲 / 久保田競，日本折紙協會監修；林心怡譯.-- 修訂初版.-- 臺北市：八方出版, 2019.04
　面；　公分.--（Happy Life；9）
譯自：ボケない!老けない!シニアのための絶対脳力を120%ひきだす折り紙ドリル
ISBN 978-986-381-202-9(平裝)

1.健腦法 2.摺紙

411.19　　　　　　　　　　　108005326

ボケない！老けない！シニアのための絶対脳力を
１２０％ひきだす折り紙ドリル
©KisouKubota 2016
Originally published in Japan by Shufunotomo Co., Ltd
Translation rights arranged with Shufunotomo Co., Ltd.
Through AMANN CO., LTD., Taipei.

Happy Life 09

## 動手折紙，腦不老！
### 22 款活腦折紙遊戲

監修 / 久保田競、日本折紙協會
譯者 / 林心怡

發行人 / 林建仲
副總編輯 / 洪季楨
執行編輯 / 駱潔
美術編輯 / 蕭彥伶
封面設計 / 耶麗米工作室

出版發行 / 八方出版股份有限公司
地址 / 臺灣臺北市中山區 10490 長安東路二段 171 號 3 樓 -3
電話 / (02)2777-3682　傳真 / (02)2777-3672
E-mail / bafun.books@msa.hinet.net
郵政劃撥 / 19809050　戶名 / 八方出版股份有限公司

總經銷 / 聯合發行股份有限公司
地址 / 臺灣新北市 231 新店區寶橋路 235 巷 6 弄 6 號 2 樓
電話 / (02)2917-8022　傳真 / (02)2915-6275

定 價 / 新台幣 299 元
I S B N / 978-986-381-202-9